中国传统医药

廖育群 著

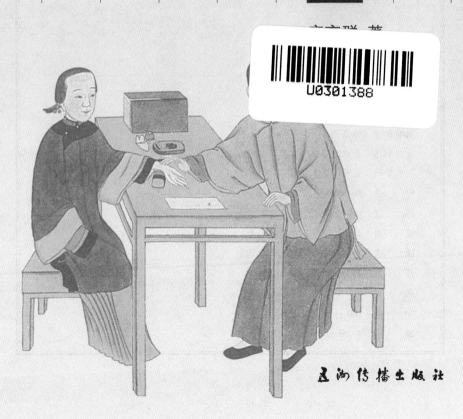

五洲传播出版社

U0301388

图书在版编目（CIP）数据

中国传统医药 / 廖育群著 . —2版 . —北京：五洲传播出版社，
2010.1（2018.6重印）

ISBN 978-7-5085-1682-0

I . ①中... II . ①廖... III . ①中国医药学 IV . ①82

中国版本图书馆 CIP 数据核字（2009）第 191278 号

中国传统医药

著　　者	廖育群
责任编辑	苏　谦
装帧设计	杨婧飞
设计制作	北京翰墨坊广告有限公司
出版发行	五洲传播出版社（北京市海淀区北小马厂6号　邮编：100038）
电　　话	86-10-58891281（发行部）
网　　址	www.cicc.org.cn
承 印 者	北京圣彩虹科技有限公司
版　　次	2018 年6月第2版第3次印刷
开　　本	720 × 965 毫米 1/16
印　　张	9
字　　数	100 千字
定　　价	40.00 元

目 录

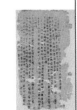

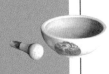

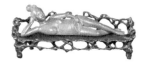

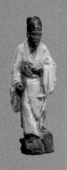

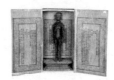
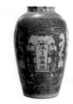
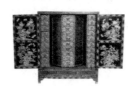

前　言

　　在中国古代文明中，天、算、农、医是发展较早且内容丰富的四个学科。尽管有些人认为称其为"科学"不妥，但却普遍承认，这些确属颇具中国传统文化特点与自身完整体系的知识与技艺。而在这四者中，医学又是唯一至今未被近代西方科学所取代，在中国民众生活中仍然发挥着重要作用者。

　　在一般人看来，中医是一种医学体系，自古至今流传了几千年，其理论、经验、技术可谓一脉相承，这就是"传统"；当西方医学传入之后，一种新的医学体系在极大程度上否定了传统的医学理论，占据了医疗的主要舞台，这可说是医学领域中的"革命"。然而如果我们仔细观察中国的传统医学，则可发现：传统之中也有革命。今天的中医学，实在是经历了无数次大大小小的"革命"之后所形成的"当代中医学"，这种中医学无疑与古代的中医学有着许许多多的不同，切不可认为传统医学一脉传承、永不变化。

　　相比世界其他一些国家的传统医学，中国的传统医学并没有经历大的挫折，一直延续于社会生活、民众的卫生保健事业之中。对于中国传统医学能够与近代西方医学抗衡，形成并驾齐驱之势，一些国内外学者以为其原因在于西方医学在中国还不够发达，客观需要传统医学作为补充，尤其是在广大农村地区。但实际上，当今中

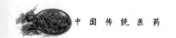

国最发达的大城市，同样是传统医学最受青睐的地方；相对地，在农村，人们有病时会更希望得到现代医学的治疗。在大城市，很多人担心医疗检查的负面影响、担心化学药物的毒副作用、不愿轻易接受手术的心理日趋上升，他们反而转向传统医学之门，希望在这里获得更"自然"的医疗。这种现象，我们不妨将其视为传统医学在当代"复苏"的一种表现形式。

由于有这种需要，我们可以认为，中国传统医学并不会随着近代西方医学的发达而衰亡，它将继续在中国人的生活中存在下去，并发挥其应有的作用。

走近中医

　　在没有近代科学知识为基础的时代建立起来的中国传统医学,何以在现代医疗保健已然基本能够满足需求的情况下,仍然存活? 中医是科学,还是经验的积累? 这个知识体系是否存在沿自身轨迹继续发展的可能与空间,还是必定会被现代医学所取代? 这些都是人们关心的话题。

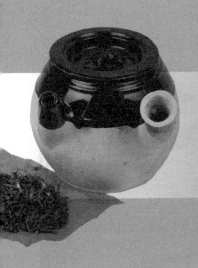

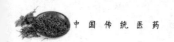

承认中医

作为中国人，在生活经历中从未看过中医、吃过中药的人大概不多。就是那些体壮身强、与"医学"尚无多少缘分的人，至少也知道中医的存在。尽管他们自己没有什么直接的经验，但却或许会劝说那些在健康方面遇到麻烦的亲朋好友：不妨去试试中医。即便是那些在思想意识中坚定地认为中医不科学的人士，一旦罹患疾病而现代医学又无力救助时，难免也会转变立场，去看中医、吃中药。

这些发生在生活中的寻常小事，有什么值得奇怪吗？如果想一想描写海外中国人生活的电视剧《北京人在纽约》和电影《刮痧》，或许便不会认为发生在我们生活中的一切都是那么理所当然了。《北京人在纽约》中的女主角阿春，因为让中医为儿子治疗关节病，而被身为外国人的前夫告上法庭；《刮痧》中的情景与此相似——刮痧造成的皮下出血，依照美国的法律成为虐待儿童的罪证，父亲因此丧失了对儿子的监护权。

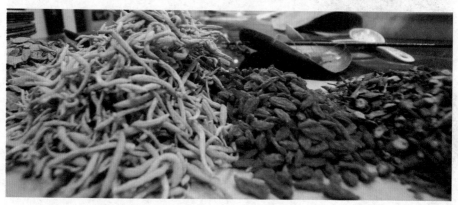

中医所使用的药物，绝大多数都是植物。

【刮痧】

刮痧是一种中国传统的民间疗法，它是用器具（如牛角、玉石、铜币、光边瓷器等）蘸油后在胸、背等皮肤相关部位反复刮拭，直至皮肤呈赤红色，从而达到疏通经络、活血化瘀、扶正祛邪、防病治病之目的。现代科学证明，刮痧可以扩张毛细血管，增加汗腺分泌，促进血液循环，对于中暑、肌肉酸疼等有较好治疗效果。

在现代西医学已经成为最基本医疗手段的今天，中国人为什么还会在有病的时候看中医、吃中药？为什么在观看上述影视作品时，很多中国人会觉得外国人的做法难以理解？这是因为，他们"承认"中医——承认中医是一种医学，至少是承认中医可以治病。

千万不要小看这种承认的价值。试想，在科学如此昌盛，足以统治知识领域甚至是普通民众思维方式与价值观念的当今社会，如果没有这种承认，传统医学是否还有可能生存？在所有人的知识结构都是以现代科学为基础，并在心灵深处对"科学"产生了一种绝对崇拜与信任的时代，中国人仍然能够承认中医是一种"医学"——尽管它与"科学"的现代西医是那么的不同，这便成为一个值得

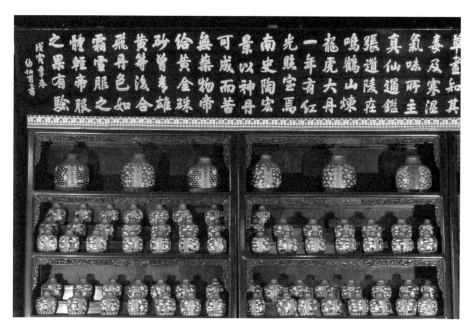

传统中药铺

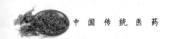

深入思考的问题。

对于中医的"承认",是由什么因素决定的?最为常见的解释是:中国地广人多,近代西方医学传入后,在很长的一段时间内始终无法满足广大农村与落后地区卫生保健的需求,因而需要传统医学作为补充;再

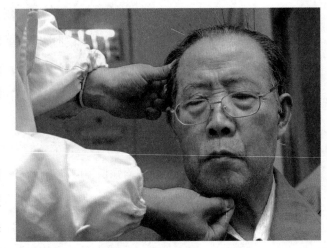

针灸是中医体系中最令人们感到神奇的医疗技术之一。

者,在落后保守心态的支配下,人们往往会对传统的东西更容易接受,而对先进的"科学"持抵触态度。

然而从现实情况看,今天看中医、吃中药的价格并不一定比西医、西药便宜,因此试图从经济的角度去寻找中医存活的理由显然已经行不通了。更值得注意的是,人们往往是在十分便利的现代医疗无法解决自身的疾病烦恼之后,才会转过身来,不惜重金寻找那些"华佗再世"的中医大夫。

总之,中医赖以生存的基础显然不是"落后",这一点在未来时代势必会表现得更加明显。因为在现代社会中,诊断设备越是先进,现代医学不能解决的问题就越见增多;物理、化学、手术等足以改变人体自然状态的治疗手段越是进步,医学本身造成的疾病(医源病)也就越是复杂。这些,都为中医这种注重恢复人体自然状态与功能的医学提供了更大的活动舞台——这,实际上才是中医能够在当代社会中存活的根本原因。

中医的思维模式

虽然在很早的时代，便已有了明确的社会职业分工，匠作百工的技艺与知识也各有专门，但就与"人"有关的知识而言，却并非如此。

中国古代的睿智哲人，在"近取诸身，远取诸物"的类比思维方式指导下，认为天地一太极，人身亦一太极，天地大宇宙与人身小宇宙的构造、运动规律可以互证、类通。道家倡导的"一切顺应自然"观念，同样是以类比天地万物发生、发展、死亡的自然规律为理论依据。而现存最早的中医经典《黄帝内经》中，所讲述的"四季养生"的基本规律——春生

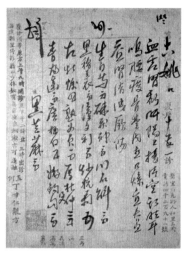

20世纪初一位中医大夫写下的病历，中医学称之为"脉案"。

（发生）、夏长（繁茂）、秋收（内敛）、冬藏（休眠），便是医学受到道家思想影响，采用类比思维的典型个例。

如果浏览浩如烟海的历代中医著作，便会发现这种类比的运用，在中医基础理论的构建与实际治疗方法的创制中比

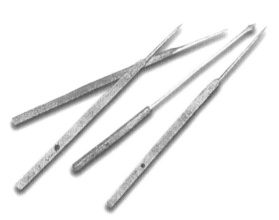

汉墓出土医用金针

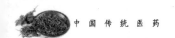

比皆是。换言之，如果不了解类比思维，也就根本无法理解中医。

例如在基础理论方面，可以见到比附朝廷官制言说脏腑功能的所谓"藏象学说"（如"心为君主之官、脾为仓廪之官、肝为将军之官、胆为中正之官"）；药物在组方中分别担负君、臣、佐、使不同作用的所谓"方剂学"理论；比附自然界大小河流及调节水量的湖泊，来言说人体气血运行通道的所谓"经络学说"等等。在病理诊疗方面，设想着某种外界的"邪气"之所以能够进入人体，必然是体内出现了一定的空间，只要能将这个不该有的空间填满，不该进入的"邪气"自然就会被驱赶出去，由此产生出旨在"扶持正气、培植本元"的"补法"，以及驱赶外来"邪气"的"泻法"等治疗手段；或是认为躯体的疾患好比自然界中的水道淤滞而泛滥成灾，从而有了"解郁"、"消食导滞"等治疗理论与方法。在药理方面，例如沉香木质地沉重，入水不浮，所以用其引导气血向下行走；而生长在植物顶端的花，则被认为自然会有引导气血向上的作用。实际上，当涉及中医诸多具体问题之"所以然"时，往往会归结到这一简单的思维模式——类比。

古代医家用"医者意也"四个字概括了他们是如何广泛运用类比思维的——医学理论的神秘性、治疗方法的灵活性、医家的悟性，都只能以一个"意"字来体现。换言之，中国传统医学的神韵，就蕴涵于其自身所具有的那么一种"可以意会，难于言传"的味道当中。近代硕学梁启超

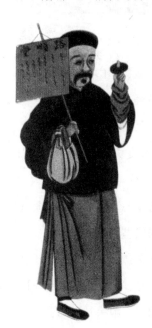

清代走街串巷卖药的江湖郎中

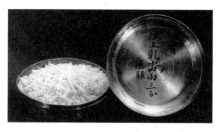

唐代窖藏出土药盒，内装炼丹的药物。

（1873—1929）曾说："中国凡百学问都带有一种'可以意会不可以言传'的神秘性，最足为智识扩大之障碍。"而其所举之例，即是中医。的确，较之于任何一种其他古代科学（如天文、算学）或实用技艺，中医都更具中国传统文化的特征。

　　时至今日，当人们不断地以西方科学的目光与标准来审视、衡量、评价、要求、改造包括中医在内的中国传统科学时，"医者意也"所代表的传统医学之神韵——这种与近现代科学格格不入、"最足为智识扩大之障碍"的基本性格，自然就会受到更多的非难。

　　类比思维在中国古代哲学层面上又往往被描述成"天人合一"的"感应论"。学术界普遍认为，这是中国人思维方法中的基本原理之一，尤其是天人相感论，构成了中国人思想框架的一个重要组成

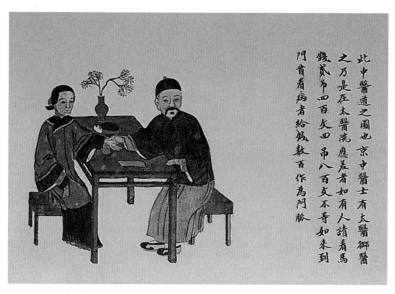

清人《医道图》，描绘脉诊场景，这是中医最基本的诊断手法。

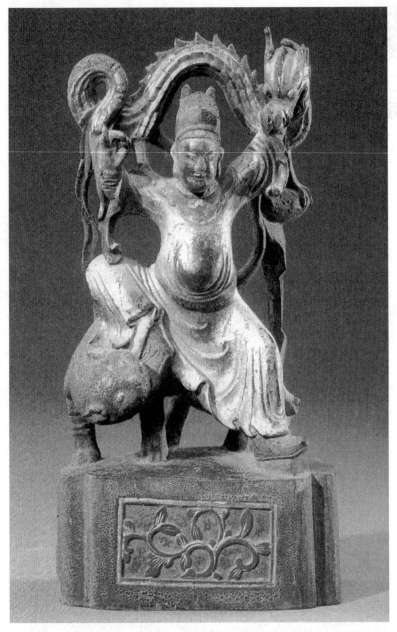

中国历史上一些著名的医家常被民间神化，如有"药王"之称的孙思邈，相传他曾为龙、虎治病，龙、虎为报答他，永远侍奉其身边，所以这座孙思邈塑像中同时有龙、虎形象。

部分。成书于公元前3世纪的《吕氏春秋》即云："类固相召，气同则合，声比则应"（同类相互吸引，"气"相同则可以融为一体，声音相同则产生共鸣）；至北宋（960—1127），赞宁（919—1001）在总结前人的基础上，撰写了《物类相感志》，罗列了500多种物类互相感应的现象；到了理学家程颐（1033—1107）手中，这些现象被抽象为一个基本原理："天

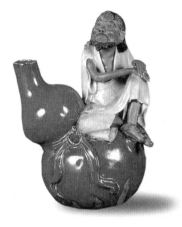

李铁拐瓷雕像，李铁拐是传说中"八仙"之一，身背药葫芦，常在民间医治疾病。

地间只有一个感与应而已"。因而，在承认中国传统医药学包含许多经验知识的同时，更要知道"感应"（或言类比思维）在其中所发挥的重要作用。

要之，"感应"的思想方法具有既可产生巫术（majic），也可产生科学的两面性。例如认为小儿"兔唇"是由于孕妇见到兔子和吃兔肉所致，显然是基于"相似律"或"接触律"而来的巫术禁忌；但被认为富含许多科学内容的古代"胎教"知识，却是建立在同样的思维基础之上。明代（1368—1644）的李时珍（1518—1593）是著名的古代医学家，但在他的《本草纲目》中，同样可以见到此类显然不是源于实践的"用药知识"。例如，基于铳楔（一种旧式火器）具有击发的功用，而将之用于"难产"；基于梳子具有疏通的作用，而将之用于"乳汁不行"。前者肯定于事无补；后者疏通的作用虽不可能转移到乳房，但"梳乳周回百余遍"的过程，却能起到按摩（物理治疗）的作用，从而刺激乳汁的分泌。

诸如此类的例子不胜枚举。值得注意的有两点：一是源于类比

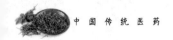

思维的治疗方法、药物功能设想，在实践中择真汰伪，不断接受检验，但不管它们是荒谬无稽，还是确有实效，其发明原理是一样的。二是这种简单、原始、人类最基本的思维方法，并不仅仅广泛运用于人类文明发展早期。不同时期医药学的发展，从某种意义上讲，正是这种思维方式被进一步广泛运用的结果。直至近代科学传入以后，当"实证"取代"类比"成为人们的基本思维方式之后，传统医学的知识体系才会变得令一般人感到陌生和难以理解。

传统的形成与变迁

尽管中华大地在相当长的一段历史时期内，基本上处于一种"天朝大国"、唯我独尊的环境中，但外来文化的影响从来就没有间断过。在医学领域，以明末清初为界，外来文化的影响在其前后呈现出两种截然不同的性质。

明末清初以前，虽有源自印度、阿拉伯等中南亚和西亚国家、地区的医学传入，但由于与中国传统文化没有本质的区别，所以从总体上讲不会引起激烈的冲突，大多是被融汇吸收，例如域外的一些药物知识、白内障的手术剥离法等都被先后吸纳。甚至在1805年牛痘接种法传入中国后，医家仍是延续其思维惯性，认为是因为牛的秉性最温和，所以使用牛痘会比使用人痘接种更为安全。

其后，以解剖、实证为基础，与中国医学完全异质的近代西方医学知识不断传入后，中国医家仍旧是抱着"中西会通"、"西学中源"的态度，去论说两者不过是大同小异、表述方法不同而已。直到有人呼吁政府效法日本明治维新的做法，全面废止中医时，中医才意识到了前所未有的危机。

时过境迁，当我们将中医作为一种知识体系来研究时，没有必要赘言当年的国医志士如何奋力抗争，方使传统医学在中国免遭取缔的历史，而是应该着眼于在这种异质医学的影响下，在生存危机的压力下，中医学的知识体系发生了哪些变化。

首先，如果没有西方医学的传入，便不会有"中医"一词产生；如果形成于近代西方的医学体系没有在全球占据统治地位，便不会有"传统医学"一词存在。只有当存在着另一种医学体系作为比照时，人们才需要思考自身所持医学知识体系与其有何不同；只有在生存受到威胁时，才需要考虑如何为自己辩护——阐明自身的长处与存在的价值，并尽可能吸收对方的长处来提高自己。实际上，只要认真看看20世纪初以来的中医刊物和著作，便会发现中医人士是如何模仿西医，来构建中医从理论到病因学、病理学、治疗学、药物学的完整体系。透过编写体例的模仿，可以看到中医实际上是在

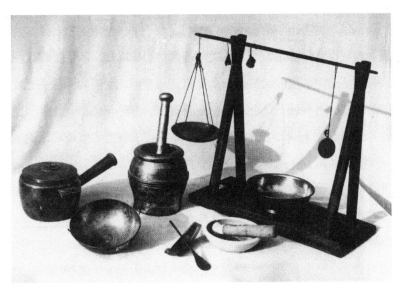

清代宫廷御用医药机构"大医院"所用药具，包括药秤、药臼、研钵、煎药罐等。

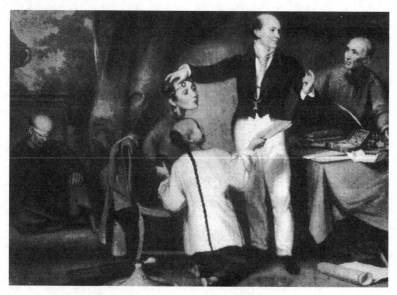

1827年，英国东印度公司在澳门开设的中国第一家眼病医院。

不自觉地学习西医思维的逻辑性，学习作为医生应该如何看问题和条理思维。

其二，西方医学的传入，为中医带来了许多基本的生命科学知识。自现存最早的中医经典《黄帝内经》形成以来，基于不吃饭便会死亡、生命活动的能量来源于饮食这一常识，而将胸前触手可及的心脏跳动解释为"胃之大络"；以为尿是从小肠渗入膀胱而言"膀胱有下口、无上口"之类的传统知识，已在潜移默化中被现代生命科学常识所取代。同样还是只有在西方医学传入之后，中医才有可能了解到自己常提的经络不是血管，进而思考经络到底是什么，中医的脏腑又是什么等问题，并在此基础上构建起包括"经络学说"、"藏象学说"在内的所谓中医基础理论框架。

其三，尽管西方医学传入之后确实对中医形成了某种压力，但中医为了维护自身的生存，努力谋求发展，于是积极兴办学校，重视人才培养，创办各种刊物与学术团体，翻译日本汉方医学著作，研制"国药"，呈现出前所未有的积极进取的自强态势。凡此种种，可以说都是因为有了西方医学的传入才会发生的变化。

以历史的眼光看问题，任何一种外来文化传入之后，通常都会为本土文化增添新的内容，从而使其更为丰富，甚至是产生质的升华。近代西方科学也是一种文化，其本身不会摧残中医，而只会为中医发展带来新的契机与支持。

作为中西医碰撞这一特定历史时期的延续，1958年卫生部委托南京等地高等中医院校编写新式中医教材，可以说是一件划时代的大事。从此有了《中医学概论》这样一门课程，有了"中医基础理论"的概念与范畴。与其说新式教材的编写是一次系统的整理，毋宁说是"传统"的建构——从良莠杂存、各自为说的知识库中，选取核心性的关键内容作为传统医学的"基本体系"。几十年来，中医教学所用教材虽屡经修改，但基本框架与内容并无大的变化。

在这个新构的"传统"中，"经络学说"不再包含《黄帝内经》所描述的"浅现体表可见的是络脉、深藏体内的是经脉"，"脉的颜色青为寒、赤为热"等与人体脉管系相混淆的内容；五脏六腑被分别定义为一个"生理单位"——既不等同于解剖学的脏器，也不再是如前所述比附朝政的职官；针灸学不再是包括割痈破脓在内的"外治法"的总称，而被定义为"通过物理刺激，调整气血运行、脏腑功能的疗法"；并概括出中医治疗学最基本的特点，也是与西医的最大区别——"辨证施治"，即根据综合各种病症表现、身体素质等条件而抽象出的"证"（例如虚、实、寒、热）来决定治疗方法，而不是头痛医头、脚痛医脚。尽管中医大多以为这是东汉（25—220）名医张仲景（约150—219）确立的治疗原则，但实际上如果没有西

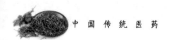
医传入，也就不会有具有如此内涵的"辨证施治"概念。因为在汉语中，"证"与"症"原本相通，历代医家思维中，也没有对二者需要加以区别的意识——无论是虚、实、寒、热，还是腹痛、头昏，都是医书中并存的疾病名称。

任何一种堪称宝贵文化遗产的知识体系或技艺，绝非一成不变，而是随历史演进不断发展变化的。当代的中医不仅早已不是《黄帝内经》时代的中医，而且与相距不远的20世纪初的中医也不可同日而语。一言以蔽之，中医早已是现代化了的中医，甚至可以毫不夸张地说，古今中医之别，已然远远大于中西医学之别！

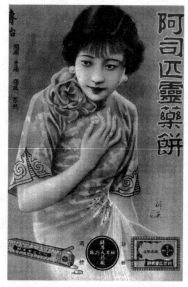

西方医学传入后，中国人对西医西药日渐熟悉。图为20世纪30年代一家药厂的阿司匹林药广告。

理解中医

大体说来，"理解中医"有三个层面。

首先是对其思维方式与知识属性的理解。古人之所以用"秀才学医，笼中抓鸡"来比喻文人学医的容易，正是因为其知识属性和基本思维方式是相通的。在当今中国的自然科学领域内，中医无疑是使用古代知识最多的，因而当代人要想理解中医，就必须有较为丰富的人文历史知识，尤其是中国思想史、哲学史方面的知识。

另外，理解中医还有一条简捷途径——学习些文化人类学的知识，这一点对于以现代自然科学为主要知识构成的当代学者而言，尤其重要。原因在于，人类学将各文化系统中最基本的思维方式作为其研究的一个重要方面，并概括出了一些基本特点与共性。

在这一层面，还应包括对中医基本哲学思维的深刻理解。前面谈到的中医认为最能体现自身特点与优势的"辨证施治"问题，便是一个最典型的例子。由于人体与疾病的复杂性，所以实际上在现代医学与"科学"间也存在着一定的矛盾。贝尔纳（Claude Bernard, 1813—1878）在《实验医学导论》中强调，尽管医生们常常对他说，医学中有太多的特殊性，但他还是认为，既然是科学，便不能有特殊。这一"科学"的常识与规范，使得中医活的灵魂——"辨证施治"的原则处于十分尴尬的境地。中医认为，世上没有两个完全相同的人，也不会患完全相同的病，所以便没有一成不变、可以重复

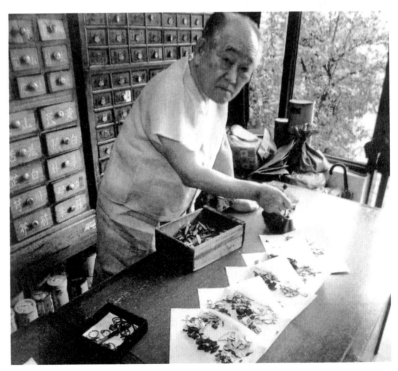

在很多人的印象中，中医大夫的医术是和年龄成正比的，"老中医"往往更容易被信任。

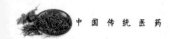

的治疗方法。尽管实际上并没有这样严重，中医也同样在使用着一些固定不变的方剂，但在理论上确实如此，在临床上也存在着需要为每一个具体病人随时修改、变化处方的可能。这就与"科学"所强调的"可重复性"发生了根本的冲突。其实要想说清这个问题并不困难：

中医认为不可重复的原因之一，是认为治疗的对象是"人"，而不是将人视为"疾病"的载体。世上没有完全相同的两个人，治疗方法当然不可能重复。就观念而言，中医实际上比西医占有优势。

从另一方面讲，虽说没有绝对的相同，但大多数情况下只是量的差异。所以中医才能总结出一些基本的治疗原则和久试不爽的固定方剂，也才能不断生产"成药"。因此中医的治疗并非绝对不能重复。

再者，能不能重复的问题，完全是在不同知识背景下，因"同"、"异"的判断标准不同而引发的争论。中医眼中的"同"，未必具有相同的症状表现；中医眼中的"异"，按照现代医学的诊断却可能是同一种病。所以当我们以症状表现或现代医学为"同"、"异"标准时，则中医不仅存在"不可重复"的问题——"同病异治"，而且还有"异病同治"的"怪举"。但如果以中医病因、病理学的认识为"异"、"同"标准的话，那么中医当然也是"同病同治"、"异病异治"。

在这方面中医界人士常举的一个例子是，20 世纪中叶先后两次流行脑炎，西医的儿科大夫照搬前次疾病流行时中医使用的有效方剂却没有效果，后有中医建言其他方

【成药】
这里所指的中成药，是由中药材按一定治病原则配方制成，随时可以取用的现成药品，如中药中的各种丸剂、散剂、冲剂等，成药省却了中药煎剂所必要的煎煮程序，而且携带方便。其缺陷主要在于成药的成分组成、药量配比是相对固定的，不能像煎剂方药那样随症加减。

剂而治疗成功。其原因便是，在西医看来，两次疾病流行完全一样——都是致病微生物引发的脑炎；而在中医眼中，由于天时地利不同，病因方面存在着"湿"、"热"比重不同的差异，治疗方法自然也就不同。又如市售的"补中益气丸"，原本是古代名医李杲（1180—1251）用来治疗胃病的，但当代医家却屡屡报告可以用其治疗贫血、神经衰弱、脱肛等疾病。这是因为在中医看来，这些疾病虽然表现各异，但病因、本质却是相同的。

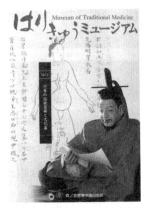

在此基础上，才有可能谈得上第二个层面，即对中医的理论和治疗技艺有更多的理解。这实际上已经属于学科内部的具体知识了，正像非医学专业人士并不了解抗生素何以能够杀灭细菌一样，非中医专业人士也完全没有必要掌握这些具体的知识。然而有意思的是，实际上中医自己也并不真正了解其知识体系的客观基础是什

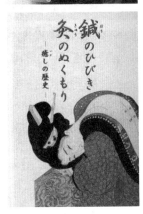

秦汉时期，中外医药交流就已开始，中医学逐渐传播到邻近各国，同时国外的一些医药知识也被中医吸收。图为日本出版的中医针灸学著作。

么。就中医的"针灸"与"药物"而言，迄今尚不明了针灸能够治病的客观机理是什么，更没有弄清与这种疗法密切相关的"经络"实体是什么；在药物治疗方面，虽然"有效成分"的研究已经开展了几十年，但距离解释中药的作用机理，尤其是多种药物构成的"方剂"，却还有很长的路。

中医之所以能够在"不知其所以然"的情况下，灵活、有效地

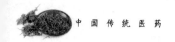

使用众多药物达到治疗目的, 最根本的原因在于它从病因、病理, 到治疗方法与药物, 采用的是一套相互衔接的概念构成的完整体系。简单说, 即疾病的属性与药物的功能能够相互对应。例如用具有"解郁"功能的"逍遥丸"治疗"肝郁气滞"造成的"头痛", 其中的"肝"、"气", 是生理学范畴的概念;"郁"、"滞", 是病因与病理学范畴的概念;"解郁", 是治疗学与药理学范畴的概念。而如果深究为什么要用若干种药物组成具有"解郁"之功的"逍遥丸", 则又涉及一系列的理论与概念。例如肝、脾分属五行中的木、土之性, 木克土衰, 扶土 (脾) 可以抗木 (肝), 所以组方中要使用并不直接作用于肝, 而是具有健脾作用的茯苓。如果再追问茯苓何以能健脾呢? 则又回到了最基本的类比思维: 茯苓生于千年松柏之下, 得"土气"之精华, 所以能够补"土" (脾)。

这些当然不是"科学", 但只有了解这些, 才能理解中医在面对新的疾病时, 何以不需要根据具体的直接或间接经验, 便能够处方用药。其原因在于, 中医学已然不是纯粹的经验医学, 而是能够根据疾病的表现, 运用自身的理论与药物处理问题的知识体系。至于说何以如此"不科学"的知识建构, 却能治疗实实在在的疾病, 则又是另外的问题了。破解这些"奇妙"现象背后隐藏的真理, 正是科学研究的任务, 也是对中医最高层面上的理解。

问题至此仍然没有结束。中医在总体上确有抓住因果两端而不问其间作用机理、变化过程的特点, 并因而被称为"哲学医"。但如果我们承认, 人类的认识永远不可能彻底穷尽因果链条上的所有环节, 一个"黑箱"打开之后, 看到的又是无数的"黑箱", 那么这种抓住因果两端解决问题的方法便永远不会过时。这才是中医学最根本的价值所在, 而不在于一招一式的优劣短长。

垂世经典

中医著作浩如烟海，但位列经典的不过几种。这些经典成于何时？如果面对这样一道考题，还真得好好考虑一下应该怎样回答。因为不仅一般史书或教科书记载的成书时代与客观实际存在着很大的差别，而且成书时代与"成为经典"又是截然不同的两回事。

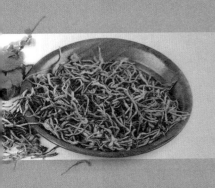

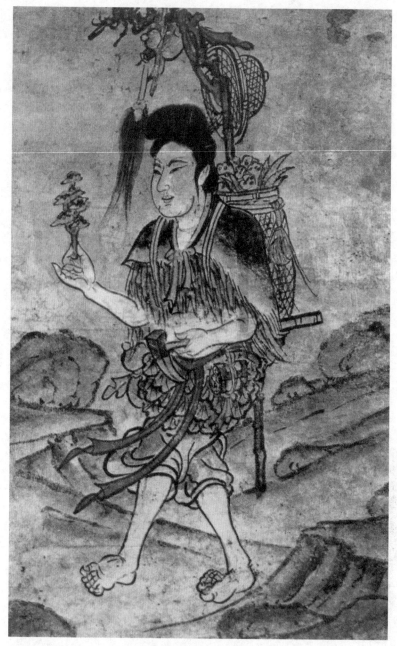

神农采药图。传说中，神农氏是中医药的发明者。

今本《黄帝内经》

现存最早，而且也是最重要的中医经典《黄帝内经》，一直被认为成书于先秦时代。直到1973年湖南马王堆西汉墓出土了大量属于医学类著作的帛书与竹木简后，这一定论才重新成为问题。因为从理论与技术水平方面，不仅能判定马王堆出土医书早于《黄帝内经》，而且从某些内容的直接关联性上，还能判定两者间存在着继承与发展的关系。于是这批墓葬年代为公元前168年的出土医学著作，便成为研究《黄帝内经》成书时代上限的最直接证据。

那么，能否认为马王堆出土的医书是成书于先秦更早的时代呢？如果存在这种可能，便并不影响《黄帝内经》成书于先秦的历史定说。

在中国最早的"书志"，成于西汉（前206—公元25）末年刘向（约前77—前6）、刘歆（？—23）父子之手的《七略》中（原书早佚，但其基本内容保留在《汉书·艺文志》里），有一类"方技略"，著录了与医疗、长寿有关的四类著作——"医经"、"经方"、"神仙"、"房中"。所谓"医经"，即医学理论著作；"经方"，即治疗疾病的药物配方；"神仙"与"房中"类主要是教人辟谷、服食、导引等长寿之法，以及如何有益健康并两情相悦的"性知识"。考察马王堆出土的14种医书的内容便会发现，它们在总体上恰好涵盖了《七略》"方技略"的这四个方面。因此，

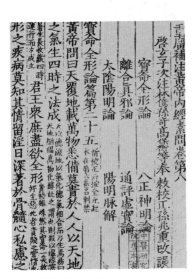

今本《黄帝内经》书影

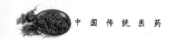

更适于将这批医书视为西汉当时医学实际状况的体现，而不是就当时的时点而言，已然是成于数百年前的古董。

再者，认为分别由九卷八十一篇构成的《素问》与《灵枢》就是《七略》所著录的"《黄帝内经》十八卷"，不过是始于西晋（265—317）皇甫谧（215—282）的猜测，而历代书志一直都是将《素问》、《灵枢》作为两部独立著作分别著录。考虑到《七略》所著录的其他几十种医书都已荡然无存，甚至要在后世的著作中寻找一点直接引用的蛛丝马迹都很困难，便很难有理由认为其中的"《黄帝内经》十八卷"可以如此完整地单独保存下来。

总之，绝不能因《七略》中著录有《黄帝内经》之名，便认为由《素问》和《灵枢》构成的传世本《黄帝内经》的成书时代下限不会晚于《七略》。西汉末期，篡得汉室政权的王莽（9—23在位）曾经先后两次招募天下有一技之长的学者来京师著书立说，并要求统一不同之见。从《素问》、《灵枢》皆属汇集不同流派的医学观点，并有明显的"统一异说"倾向等特点看，极有可能与这种时代背景存在着密切的联系。考虑到既要正视听，又要顾及已然通行世界的说法，所以最好是称《素问》和《灵枢》为"今本《黄帝内经》"。

《素问》与《灵枢》的内容构成及异同大致可以归纳为以下几点：

一，从内容方面讲，《素问》谈阴阳之道、四季养生、脏腑经脉等人体生理、病理的理

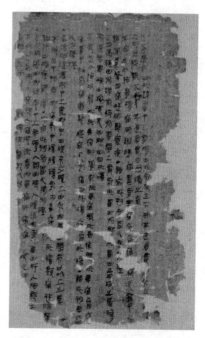

马王堆西汉墓出土帛书《足臂十一脉灸经》

论知识更多一些；《灵枢》则以针灸疗法为主。两书均极少涉及药物治疗的具体方法，只是言及脏腑与饮食、药物间基于五行学说的配属关系。

二，两书的大多数篇节都是以问答方式写成的，托名中国古代传说中的一位帝王黄帝与其臣子岐伯、雷公、伯高等讨论医学问题，因回答者之不同而显示出学术观点上的一定差异，例如或宗"五行学说"而将人分为金、木、水、火、土五类，或按"阴阳学说"将人分为太阳、少阳、太阴、少阴及阴阳平和五类。虽然都是分成"五种之人"，但所依据的理论却不同。

三，一般认为《灵枢》的文字较浅易，当成于《素问》之后，但又可见《素问》引用《灵枢》文字的现象。这实际上是因为两书均参阅吸收了一些相同原始文献的内容。

《素问》与《灵枢》的论述，对后世中医学的发展有着深远的影响。历代著名医家在理论和实践方面的建树，可以说都无一不承接了它们所奠定的基础。

《黄帝八十一难经》

这部简称《难经》的著作，是以设问自答的方式写成的。旧称此书出自春秋（前770—前476）战国（前475—前221）时期医家秦越人（通常认为即扁鹊）之手，但这一说法最早只能追溯到隋（581—618）唐（618—907）时期。目前学术界基本公认其成书是在东汉，主要依据是成于西汉末年的目录学著作《七略》中未见著录，直到东汉张仲景《伤寒杂病论》序文中始见言及，三国（220—280）时期的吕广已为其撰注等。

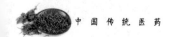

《难经》所设的 81 个问题，包括脉学、经络、脏腑、疾病、穴位、针法等六大方面。其中虽然包括诊脉之法、疾病属性、针刺疗法，但都不属于某一具体疾患的诊断与治疗之策，而是有关这些方面的一些总体认识与理论研究。

除篇幅远远逊色外，《难经》与《黄帝内经》的主要区别还在于，它不像《黄帝内经》那样阴阳、五行各自为说，而是将元气、阴阳、五行学说合为一体，首尾一贯地运用于脉诊、经脉、脏腑、病候、腧穴、针法等六大方面，从而构建起脱离经验知识，但却更加完美的理论框架。例如其中谈到脉有十种变化，原因是受五邪（五行）影响而各有刚柔（阴阳）之变的结果。在针刺腧穴方面，每条经脉只用五个穴位，并分别赋予其井、荥（音 xíng）、输、经、合的特定名称，以及金、木、水、火、土的属性；各经脉的这五个穴位之间，按五行"相生"之序；阴阳相关的经脉之间，同名之穴间呈"相克"关

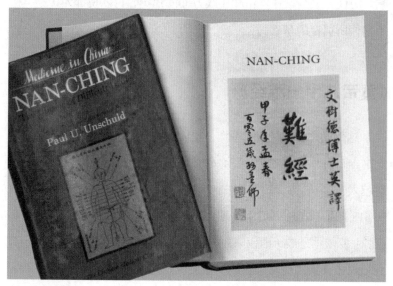

《难经》英译本

系。治疗疾病时，按五行相生、相克理论取穴即可。这便是从《难经》开始才被赋予如此特殊属性，在当代针灸学中仍占有重要地位的"五俞穴"。

《神农本草经》

中国有"神农尝百草，一日而遇七十毒"的传说，其本义是说鉴别植物的可食与否，然而自汉代《淮南子》将其说成是药物知识的起源后，神农便成了中国药物知识的鼻祖，至今仍可见到对于这一传说的广泛引用。

《神农本草经》是现存最早的中医药物学经典著述。根据其中多见东汉地名，以及药物学形成独立专门的时间坐标，可以推断其成书当在东汉。

目前存世《神农本草经》为近代辑佚本。后人之所以能将其辑复，是因为历代重要的药物著作大多将其视为传自上古的经典，大量引用其文字。根据这些记载，可以了解到《神农本草经》载药365种，按"上、中、下三品"分为三类：上药多有久服可以轻身延寿之说；中、下两类药的治病之功与毒性渐增，不宜多用久服。在每一种药物的记述下，一般包含有药名、性味、主治、产地、别名几项。

《伤寒杂病论》

中医所言"伤寒"，不同于现代西医学病名中由伤寒杆菌引起的"伤寒"。作为病名，其义有广狭之分。广义的伤寒，泛指一切外感

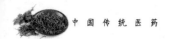

疾患。这是因为古代中医的病因理论认为，"千般疢难，不越三条"——疾病表现虽不胜枚举，但原因只有三种：外受"六淫"（风、寒、暑、湿、燥、火之邪气）侵袭；内因饮食不节、劳倦所伤、七情不调；或受兵刃、虫兽之意外伤害。而五类伤寒（中风、伤寒、湿温、热病、温病）之中，确系"寒邪"所伤者为狭义的伤寒。

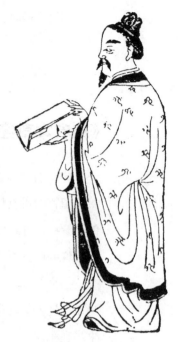

古代医书中的张仲景画像

张仲景（约150—219）的《伤寒杂病论》成书于东汉末年，如其书名所示，书中包括了外感伤寒和内伤杂病两方面疾病的药物治疗方法。在外感疾患（伤寒）治疗方面，该书以"三阳三阴"（太阳、阳明、少阳、太阴、少阴、厥阴）六个概念区分疾病的进程、属性，并各有相应的治疗原则、具体方药。例如病在体表为"太阳病"，主要症状为发热、恶寒、头痛等，无汗者用"麻黄汤"发汗，有汗者用"桂枝汤"，某些情况下，也可以两方合并使用，身体虚弱的，可以加人参；如果虽为外感疾患，却不仅不发热，而且脉搏微弱、只想睡觉，则为"少阴病"，只能采用人参、附子等药物"回阳救逆"，挽救行将衰绝的"阳气"。

实际上，即便是西医，只要有一定的临床经验，看到这样的文字，大概也不难理解。前者是大多数感冒患者的表现，用阿司匹林等解热镇痛剂治疗即可；后者则属年老体弱者的"感染性休克"，这种情况下阿司匹林当然不再适用。

《伤寒杂病论》问世以后，由于战乱，原著不久即散佚。其中关于伤寒的内容，经西晋太医令王叔和（210—258）搜集整理成《伤寒论》，一直流传至今。由于它包含了外感病治疗从理论到治疗原则、方剂的完整内容，所以受到后世医家的特别重视。原著中治疗杂病的内容则逐渐演化成《金匮要略》而流传。

"成书"与"成为经典"

上述中医经典，基本上都是在吸收西汉以前医学知识的基础上，成书于东汉。因而在观察中国传统医学发展历史时，第一个值得特别注意的时代，便是社会安定、文化繁荣，医学与其他领域的知识相辅相成、共同发展的两汉时期。

当时是只有这样几本医学著作，还是有很多？答案当然是后者。那么除了偶然因素外，有哪些必然因素影响到这几本著作的流传，并最终成为经典呢？

首先，具有一定的规模是十分重要的。在一定的时点上，达到"大成之作"规模与水平的著作，必然会有生存优势，同时使得许多被其包容的原始著作退出历史舞台。例如今本《黄帝内经》，篇幅巨大、内容丰富，可以认定包含有《汤液经法》、《黄帝神农食禁》等多部已佚著作的内容。同样的道理，当西晋皇甫谧采《黄帝内经》中与针灸疗法相关的经脉学说，以及另一部详述

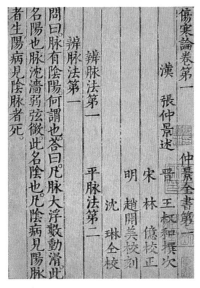

《伤寒杂病论》书影

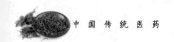

腧穴定位、功能主治、针刺深度等的《黄帝明堂经》，合编成融合两方面知识的第一本针灸学专著《针灸甲乙经》后，成于东汉时期的《黄帝明堂经》便失去了成为经典的可能。《神农本草经》更是因为后人屡屡将其搬入自己的药物学著作，而失去了独立存在之身。

其次，理论性与体系化也是十分重要的。《难经》的篇幅很小，但其中提出了许多重要的理论概念，且自成体系。《黄帝内经》中讲"阴阳"是天地之道、变化之父母、生杀之本，《难经》提出"命门"的概念作为生命动力的本源所在，诸如此类都为后世的发挥提供了广阔的空间。因而尽管《黄帝内经》、《难经》的成书年代并不像想象的那么早，却丝毫不影响其作为经典的学术价值。近两千年来，医家据以学习气血如何循着经脉运行、脏腑各有何种功能等基础理论知识；领会阴阳、五行等哲学思想在生命之学中的具体运用；分析病因、病机；并在阐发先贤"微言大义"的基础上构建新说，使得中医学不断充实具体内容而获得发展。

这些著作之所以能够成为经典，根本的原因无疑是其具有的"潜质"。但这个潜质的发掘与认知，却与其何时成书没有直接的关系。

例如张仲景完成于东汉的《伤寒杂病论》，迟至唐代，医家对其评价都并不高。唐人王焘（约670—655）所编《外台秘要》，卷一"诸论伤寒八家"中根本没有提到张仲景，只是在后面摘录治疗方剂时才能见到引用"张仲景伤寒论"；孙思邈（581—682）《千金翼方》将其收

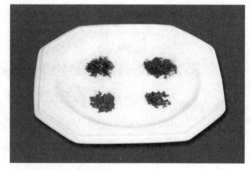

马王堆西汉墓出土药材

【六经辨证】

六经是指太阳、阳明、少阳、太阴、少阴、厥阴经脉而言，六经辨证则是一种辨证纲领，它将外感疾病中错综复杂的证候表现，划分为太阳病、阳明病、少阳病、太阴病、少阴病、厥阴病六个类型，并以此解释疾病部位、证候性质、传变规律、以及立法处方等问题。一般来说，三阳病属表，三阴病属里；三阳病多热证、实证，三阴证多寒证、虚证；三阳病治疗当以祛邪为主，三阴病治疗当以扶正为先。

列入"方书"，也并无特殊尊崇地位。所以北宋校正医书局校订此书的序言中才会说，自其成书以来八百年，只有王叔和一人知道其价值。直至宋代（960—1279），《伤寒论》才逐渐受到医家的重视，并从不同角度对其进行研究。通过条文的编次、注释，以及对于阴阳、表里、寒热、虚实等基本概念剥茧抽丝、层层深入的阐发论述，才使得按照三阴三阳区分病理进程与病位的具体方法，上升到"六经辨证"的理论高度。《伤寒论》的地位，也才逐渐从一般的"方书"上升为经典的"经书"，张仲景本人则开始有"亚圣"之称，并最终被尊为"医圣"。

从外部因素讲，这些著作的成书与成为经典，都与"儒医"具有密切的关系。《黄帝内经》所含出自不同作者的162篇论文，无论是写作水平还是文化素养，都表明其作者绝非靠实用技艺谋生的工匠式医家，而是通常所说的"儒医"。这一特点在《难经》中更是达到了极致。

强调这一点，是由于在两汉医学理论发展、体系化的进程中，可以明显看到儒家学说的运用和影响。尽管在整个古代社会中，"儒者知医"是非常普遍的现象，但这些书的作者，毕竟不同于了解医学的一般儒者。首先，他们关注的不是构成儒家学问的社会秩序——"礼"，而是作为说"礼"工具的哲学性宇宙论。其次，虽然一般儒者对包括生理、病理、治疗、药理等在内的医学理论都不陌生，但他们通常是利用这些在文化层中人人皆知的简单道理，来论说政治、国事，所谓"上医医国"。而儒医们则与之相反，是将阴阳五行、天人合一之道，乃至兵家之说等大

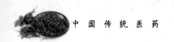

道理，运用于被贬斥为"君子不齿"的医学。从某种意义上讲，正是由于有了这些儒医，《黄帝内经》中描述的此前种种"皆自以为是"的方士之说和治疗经验，才能被整合成体系化的理论，并决定了中医学的基本性质与特征。

在两汉以后的一段历史时期中，由于社会风尚、文化追求有所不同，医学领域又表现出以典籍整理、方书集结等为主的特征。到了宋代，随着教育普及，"学而优则仕"的道路越来越拥挤，于是开始出现许多"不为良相，则为良医"的"儒医"。在思想领域，综合道、佛两家思辨特点的新儒学——理学成立，所以医学理论的研究也日益受到重视。

尽管有人认为托名黄帝、扁鹊、神农也对这些著作成为经典有所影响，但实际上并不重要。因为托名的著作还有很多，却未见因此而流传。值得注意的反而是传统医学领域的尊古、尊经心态。在历代很多治医者眼中，古代医学从建立之时起就是一个尽善尽美的"完成体"，已然没有发展的可能；一切新生事物，不过是"得道"的过程，是领悟了古代经典"微言大义"的结果。在这条学术发展轨迹上，虽然新的知识在不断产生，却不会被看作是对旧有理论与体系的批判，而仅仅是阐发。

从这点而言，中医经典很像古董瓷器——随时间推移而不断增值，但增值的原因又与"实用价值"没有太大关系。后世中医的发展从这些经典中汲取的，实际上主要是一些基本的哲学思想营养，真正实用性的知识和技能并不太多。

基础理论

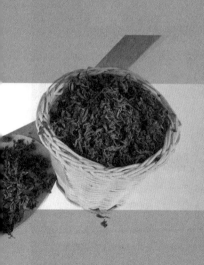

　　以默顿（Robert King Merton，1910—2003）为代表的科学社会学，在20世纪70年代后出现了一个重要的变化——伴随着西欧建构主义的兴起，科学社会学的研究重点发生了转向，不再围绕在"科学"周围，而是直指科学知识本身，认为科学知识是由人们社会性地构造出来的，在这一构造过程中，自然界并不起什么作用。

　　建构主义科学社会学的观点无疑存在着极端化的倾向，但却可以借鉴其观点来观察与分析中国传统医学。中医作为一种古代科学知识，无疑要比现代科学中的西医少很多"实证"的味道，而更多具有"建构"的性质。同时又必须看到，中医正是在这些"建构"起来的理论指导下从事医疗活动。如何评价这些理论的价值，绝非易事。

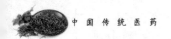
阴阳五行学说

　　说起"阴阳五行"，一般中国人都不会感到陌生。但真正了解这样一种与中国传统文化方方面面密切相关的理论，以及这种理论与中国传统医学关系的人，或许就不是很多了。

　　从源流的角度讲，阴阳、五行原是两种独立的学说。从学术价值的角度讲，阴阳学说是中国古代先哲思维活动中最富哲学意味的理论构想，英国科学家李约瑟（Joseph Needham，1900—1995）的《中国科技史》称它为"古代中国人能够构想的最终原理"。就对医学发展的影响而言，阴阳学说要早于五行说。在先秦遗存的医学史料中，几乎看不到五行学说的深刻影响，而阴阳之说在解释疾病生成、人体生理等方面则已得到某种程度的运用。甚至可以说，在理论层面上，中国传统医学正是由于有阴阳学说作指导，才能成为至今仍然存活，无法被近代西方医学全面取代的唯一"古代科学"。

　　中国古代思想家认为，

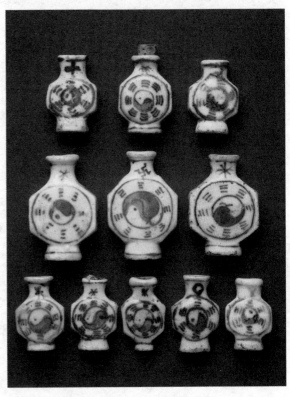

绘有阴阳八卦图案的药瓶

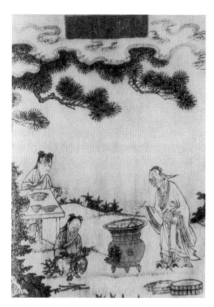

古代医书中的炼丹图。炼丹术与阴阳五行、中医药都有着密切关系。

宇宙由阴阳二气构成，它们不停地运动是世界存在的原因。阴阳，最初指日光的向背，背日为阴，向日为阳。后来，阴被理解为静止的、内守的、下降的、寒冷的、晦暗的；阳被理解为运动的、外向的、上升的、温暖的、明亮的。阴阳的划分并没有好坏之别，阴阳交替被视为万物的根本规律，阴阳平衡、和谐则被视为最理想的状态。

阴阳理论在中医中的运用，我们可以简单地用一根数轴来理解。如果我们以数轴上的"0"点代表健康状态，两边无穷多的数字则是千奇百怪的疾病或症状表现。随便选一个数字，例如"5"代表感冒的话，那么中西医最大的区别便在于，中医为各种疾病都加上了一个或正或负的属性（例如《伤寒论》按照三阴三阳区分疾病属性时谓之：实则太阳，虚则少阴；实则阳明，虚则太阴），所以治疗方法也就自然会有截然不同的两种，但目的只有一个：将失衡的状态调整到"阴阳平衡"的中点。如中医治疗失眠有"实证"（＋）清热泻火、"虚证"（－）补气补血之别；西医则只有"失眠——安眠药"一种疾病与治疗药物的对应。对于亢奋者来说，由于安眠药能使其从偏离"0"的右侧向中间运动，所以具有一定的合理性；但对于神经衰弱者而言，使其从"0"点的左侧继续向左移动是否合理，便是不言而喻的了。

阴阳学说的这种哲学思辨性并不是与生俱来的。在其诞生之初，不过是用于表述四季寒暑自然变化，即所谓"四时之序"。天地万物

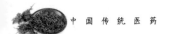

本源的一体之"气",两分为阴阳(寒暑);阴阳又分为少阳、太阳、少阴、太阴,看上去是"一分为二"并不断"一分为二"的哲理使然,但实际上太少阴阳之分,不过是春夏秋冬的属性而已。研究"四时之序",论说统治者应当如何顺应自然来施政,乃是先秦阴阳家的学问。医家接受这种学问,便有了《素问·四气调神大论》所述春生、夏荣、秋收、冬藏的养生之道。

【阴阳家】
阴阳家是战国时期重要学派之一,又称阴阳五行家或五行家。主要代表人物为战国末齐国的邹衍。这一学派认为,宇宙万物与五行(木、火、土、金、水)对应,各具其德,天道的运行、人世的变迁、王朝的更替等,都是"五德转移"的结果。

在《黄帝内经》中,阴阳学说已然更多地用于表述对立、平衡的抽象概念。在阴阳的概念中,既包含有阴阳二气融合构成宇宙万物之本体的一面,亦有注重阴阳不同属性特征的一面。前者在医学理论中表现为对于生命形成、禀赋厚薄、情志形体特征等的解说;后者则可具体地指导诊断与治疗——阴阳的辨识是"辨证施治"的核心。其最高度的概括是:

"阴阳者,天地之道也,万物之纲纪,变化之父母,生杀之本始,神明之府也,治病必求于本。"(《黄帝内经·素问·阴阳应象大论》)

关于医学与阴阳学说关系的问题,还有一点值得注意。由于明代医家张景岳(1563—1640)说,"不知《易》,不足以言大医",并说这是唐代名医孙思邈之垂训,所以后世多有人鼓吹"医易同源"、"医源于易"。然而事实上,不仅在早期的医学著作中丝毫看不到

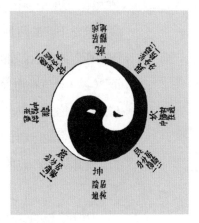

太极图阴阳符号,以白色表示阳,以黑色表示阴。

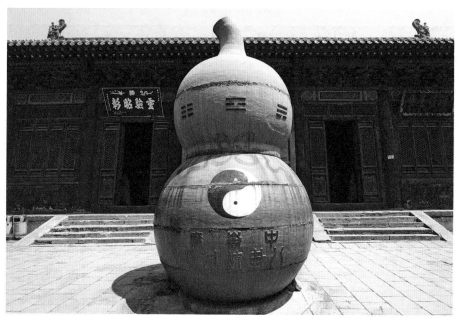

绘有阴阳太极符号的药葫芦

易学的踪影,即便是在研究医、易关系最著名的张景岳的著作中,归根结底所得实质性结论也不过是"欲该医易,理只阴阳"——要想概括医学和易学的关系,只在阴阳之理。

五行学说的重要,远不及阴阳学说。五行学说的本质及其在医学中的作用,都首先是一种分类、定性的工具——所有的事物都可以纳入"木、火、土、金、水"所代表的五种属性,例如东西南北中"五方"、辛甘酸苦咸"五味"、青黄赤白黑"五色"、心肝脾肺肾"五脏"、忧思喜怒恐"五志"等等,并在类比思维的指导下,在同类事物间建立起某种联系,如肝属木、色青、味酸,所以颜色发青,病必在肝,当用酸味之药治疗。同样还是基于类比思维,建立起五类之间"相生"(相互促进)、"相克"(相互排斥)的关系,例如木生火、木克土,火生土、火克金等。这种关系,对于医家构建脏腑

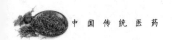

五行与自然、人体对应表

五行	自 然							人 体						
	方位	季节	五气	生化	五味	五臭	五色	五音	五脏	五腑	形体	在窍	其华在	在液	在志
木	东	春	风	生	酸	臊	青	角	肝	胆	筋	目	爪	泪	怒
火	南	夏	暑	长	苦	焦	赤	徵	心	小肠	脉	舌	面	汗	喜
土	中	长夏	湿	化	甘	香	黄	宫	脾	胃	肉	口	唇	涎	思
金	西	秋	燥	收	辛	腥	白	商	肺	大肠	皮	鼻	毛	涕	忧
水	北	冬	寒	藏	咸	腐	黑	羽	肾	膀胱	骨	耳	发	唾	恐

五行相生、相克关系示意图

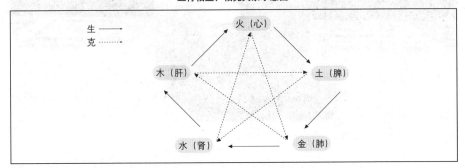

之间的联系和间接治疗方法（如"补水制火"）有所帮助，但却不是绝对、全部适用的。及至像前述《难经》作者那样，据此构建"五俞穴"之间相互代用关系者，便纯粹有些属于牵强附会了。

中医与阴阳、五行学说的关系属于"借用"，但二者在医学中皆得到了极大的发挥。正如《中医学概论》所言："中医的自然观和对人体生理病理的认识，以及对诊断、治疗、药物等等的理解，都可以用阴阳五行来加以说明和述理。"

脏腑与藏象

脏腑是中医对人体内部器官的总称。从《黄帝内经》到《中医学概论》，"脏腑"都是其理论体系的重要组成部分，"脏腑"的构成也没有什么变化。包括：

1. 五脏：心、肝、脾、肺、肾；

2. 六腑：胃、大肠、小肠、膀胱、胆、三焦；

3. 奇恒之腑：脑、髓、骨、脉、胆、女子胞（子宫）。

除"三焦"腑外，其他的脏器名称都沿用至今，所指器官实体也与现代解剖学完全吻合。只是对脏腑功能的认识，古今、中西有所不同。这是因为古代脏器的名与实都是由实际观察而来，但在不具备现代生理、生化知识的情况下，是不可能对其功能建立正确认识的。例如没有肺脏微观结构与气体交换的知识，便不可能正确认识肺在呼吸过程中的真正作用；没有胆汁激活胰蛋白酶，才能完成蛋白质消化吸收的生化知识，便无法知道胆与胆汁的功能；在不了解尿生成机理的时代，中外医家都会十分自然地想象喝入胃肠道的水分，是从肠道"渗入"膀胱的，所以古代中医才需要"建构"一个位于腹膜之内、脏器之外，专司"水液代谢"的"三焦"腑。

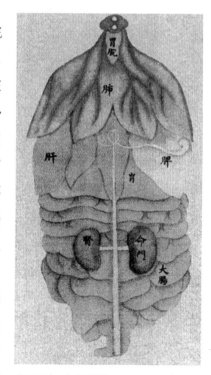

清人绘《人体脏腑图》

正因如此，现代中医学采用《黄帝内经》中讲述脏腑功能的"六节藏象论"篇名中的"藏象"一词，称中医的脏腑理论为"藏

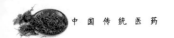

象学说"，并解释说：

> 藏，即脏字，泛指人体的各个脏器；象，是指表现于外的各种现象。因此"藏象"二字，简单地说，也就是指人体内各个脏器所表现于体外的各种现象。中医书中一般所提到的脏器，虽然在某些地方有现代所说的脏器含义，但它更主要的方面，却不是指脏器的本身，而是指体内脏器所表现于体外的各种现象。换句话说，也就是在人体表面的各种生理病理现象，都可以根据它的特点，把它归纳到各个不同脏器的作用范围。正因为中医一般所谈的脏器名称，不一定是指各脏器的本身，而主要是指藏象，所以，我们便不能够硬用现代所说的脏器概念来衡量它。

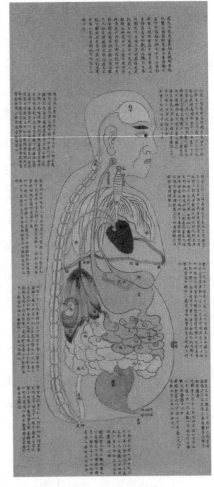

19世纪前后医家绘《脏腑明堂图》

这便是"中医现代化"的具体表现——尽管古代对脏器功能的认识并不正确，但这些内容已经成为中医基础理论体系中不可割裂的组成部分，因此便需要对中医的"脏腑"进行定义。

细心的读者会发现，在"六腑"与"奇恒之腑"中都包括有"胆"。下面我们即以此作为切入点，进一步分析、了解脏腑学说的"建构"过程。

《黄帝内经·素问·五脏别论》中，黄帝首先提出了这样一个问题："听说方士们或说脑、髓是脏，或说肠、胃是脏，或说是腑。虽然所说相互矛盾，但都自称正确。不知其故，愿听讲解。"

黄帝的医学教师岐伯回答说："脑、髓、骨、脉、胆、女子胞，此六者是地气所生，与蕴藏万物的大地相同，所以藏精气而不泻，名曰奇恒之腑。而胃、大肠、小肠、三焦、膀胱，此五者是天气所生，与天同类，所以饮食之物在其中不能久留，泻而不藏，名曰传化之腑。"

接着岐伯又说："所谓五脏者，藏精气而不泻，故满而不能实；六腑者，传化物而不藏，故实而不能满也。"（据《黄帝内经》其他篇章，其所谓"五脏"，包括心、肺、肝、脾、肾；其所谓六腑，包括大肠、小肠、胆、胃、膀胱、三焦。）

为便于理解，将其要点整理成下述两个表。从中可以看出，在岐伯的两段话中，虽然一个叫"奇恒之腑"与"传化之腑"，一个叫"五脏"与"六腑"，但两个体系都包含一阴一阳两类脏器；都由"5"和"6"两个代表阴阳的奇偶之数组成；各自"象天"与"象地"；各自分别具有"藏而不泻"与"泻而不藏"的不同功能。所以，这实际是两个不同的脏腑学说体系。

"奇恒之腑"与"传化之腑"

分　类	数　字	器官	比　类	功　能
奇恒之腑	6	脑、髓、骨、脉、胆、女子胞	象地	藏而不泻
传化之腑	5	胃、大肠、小肠、三焦、膀胱	象天	泻而不藏

"五脏"与"六腑"

分　类	数　字	器官	比　类	功　能
五　　脏	5	心、肝、脾、肺、肾	象地	藏而不泻
六　　腑	6	胃、大肠、小肠、三焦、膀胱、胆	象天	泻而不藏

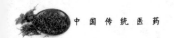

而当后世医家将其归纳成一个体系时，便成为下表所示，亦即《中医学概论》中"胆"重复出现、功能界分亦重叠的所谓"中医脏腑学说"了。

当代标准的脏腑学说

分　类	器　官	功　能
五　脏	心·肝·脾·肺·肾	藏而不泻
六　腑	胃·大肠·小肠·三焦·膀胱·胆	泻而不藏
奇恒之腑	脑·髓·骨·脉·胆·女子胞	藏而不泻

因此，要想真正读懂中医，必须要有历史的眼光，并善于使用逻辑分析的方法。如此才能看清其"建构"的本质，了解古人"统一异说"与今人"当代化改造"的过程。

经络学说

中医的经络，是指联系全身、运行气血的通路，它们纵横交叉，循行于人体内外，组成了一个有机联系的系统。这一系统主要包括以下一些内容，只要想象着自然界的江河、湖泊、溪流，便不难理解。

1. 经脉：在经络学说中，将形如主干的纵向气血通道称为"经"。其中最主要的是与各脏腑紧密相连的"十二正经"。这些经脉首尾相连，形成一个如环无端的循环圈。各经脉的名称包括三个组成部分，即相关脏腑之名、手或足、三阴三阳属性，例如：肺手太阴之脉、膀胱足太阳之脉等。

2. 经别：是经脉的主要分支，起到加强经脉与所系脏腑，及经脉间联系的作用。

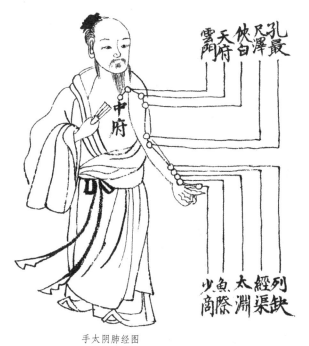

雲天俠尺孔
門府白澤最

中府

少魚太經列
商際淵渠缺

手太阴肺经图

3. 络脉：是次一等的经脉分支，由此构成经脉间的横向联系。大的络脉有15条；周身所布无数细小络脉，称浮络和孙络。

4. 奇经八脉：在《黄帝内经》将"十二正经"比作江河的基础上，《难经》复将此前文献中提到的其他一些"脉"比作自然界中蓄积江河之水的湖泊，谓之"奇经八脉"。但后世对其属性的描述有根本性的改变，无论是医家还是习练武术、气功者，都对其中位于人体正中线的"任脉"、"督脉"赋予了比"十二正经"更为重要的意义解释。

5. 经筋、皮部：《黄帝内经》将人体的筋、肉、关节等组织分别隶属于"十二正经"，谓之"十二经筋"；又将体表按十二正经的循行部位分为"十二皮部"。二者虽非经络，但却是"十二正经"气血结聚、散落之处。

6. 腧穴：是气血出入、经脉交会之点。但也有与经络无关的"经外奇穴"，或以痛为腧（有痛感之处便是穴位）的"阿是穴"。这显然是源于针刺疗法与经脉学说的一体化。

现代解剖学并不能在人体上找到这些经络、腧穴存在的丝毫踪迹。因此长期以来，中医的经络学说成为最具神秘色彩、最能体现自身特色，并受到当代科学家最多关注的古代医学知识。尽管目前

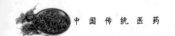

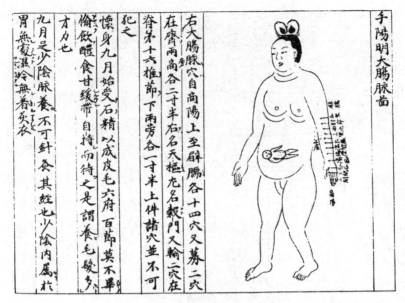

古代医书中有关如何为孕妇施行针灸术的记载。

尚无法弄清经络现象的本质是什么，但也并非完全不能对其有较为深刻的认识。

　　首先，经络学说的体系化经历了一定的过程。在马王堆汉墓出土医书中，经脉的数量只有11条，循行的路线也比较短；不仅没有形成首尾相连的循环圈，没有与脏腑发生直接的联系，而且没有明确的穴位记载。而四川绵阳一座西汉早期墓葬出土的木质人体模型上，所见可以称为经脉的标线，又与马王堆出土医书的记述完全不同。自汉代以后所使用的经脉学说，主要是依据《灵枢·经脉》中对其循行路径、相互关联、脏腑配属的记载，以及《黄帝内经》中"经筋"、"皮部"等相关章节的论说归纳而成。到北宋初期，王惟一（约987—1067）仿照人体大小，制作出"针灸铜人"，其表面标示出14条经络和657个腧穴，这才使得原本隐藏体内的气血通道，变成了明确的"体表腧穴连线"。

其二，虽然一般认为只有中医讲经络，但实际上在其他传统医学中，对于人体气血运行的通道也有一定的描述。例如在印度医学中，就描述心脏像个大萝卜，与10条脉管相连，又有24条发源于"脐"的脉管。其共性在于，作为古代的人体知识，都既包含基于实际观察的内容，也必然有类比和想象的"建构"成分。

其三，在近代西方医学传入以前，人们并不知道经脉与脉管系（包括动脉、静脉、淋巴管）以及神经系统的本质区别。所以《黄帝内经》将体表可见的小血管称为"孙络"，认为大的经脉之所以看不见，不过是因为其"伏行于体内深处"；刺络放血时，色青为寒（实为刺中小静脉）、色赤为热（实为刺中毛细血管或小动脉）；将淋巴结核等导致的破溃，称为"经脉败漏"等。不弄清这一点，便无法理解何以中医经典中对经络体系的描述，既明显感觉是指血管，但

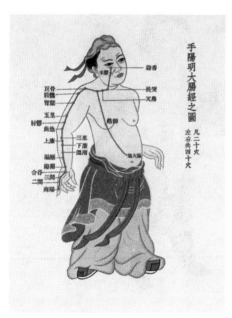

仿明版《十四经穴图》之"手阳明大肠经"图

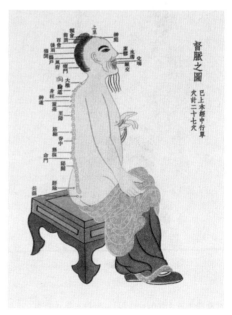

仿明版《十四经穴图》之"督脉"图

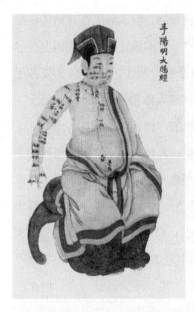

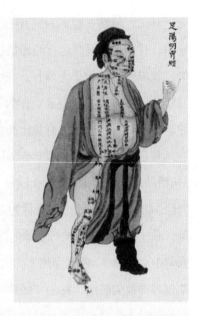

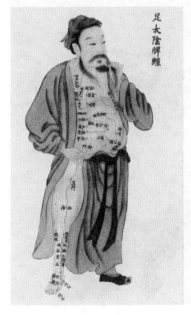

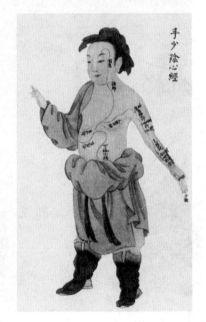

清康熙年间（1662—1722）彩绘人体经脉图

又无法与其完全吻合的问题。

其四，一定要知道经络学说是一个综合体，因而即便有朝一日现代科学弄清了经络现象的实质，也绝不可能完全解释这个学说体系的全部。例如，《黄帝内经》时代的医家便认识到脊柱两侧的压痛点与水平位置的脏器疾患间存在着某种特定联系，并确定了自上而下的肺腧、心腧、肝腧、胆腧、肾腧等"背腧穴"，用于诊断与治疗相关脏器的疾患。但在经络学说体系中，这些特定腧穴全部属于沿脊柱两侧上行的足太阳膀胱经。不知道这一点，自然无法解释何以膀胱经与所有的内脏器官有关。又如十二正经所构成之"气血循环圈"的起点并非在心脏，而是在"胃"，这是因为在当时的生理学水平上，只能考虑气血的产生及运行的动力来源都是饮食被消化吸收。

其五，经络学说与药物学知识体系间具有一个值得注意的明显不同：在药物学体系的发展脉络中，可以看出知识不断积累与更新——药物品种不断增多，对每一种药物功能、主治的认识逐渐丰富，同时在各方面呈现出扬弃的过程；但经络学说在经历了相对较短的发展期后，一旦定型，便趋于稳定，近两千年来，历代名医固不乏人，但基本上不过都是使用与证实这一知识。或许有朝一日现代科学能够证实在神经、体液之外，人体确实存在一些符合经络学说的"信息传导方式"，那么这个体系的知识来源就会变得更加费解。因为无论是医家的"主体感觉"还是患者的"客体陈述"，都

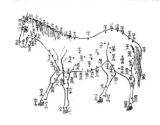

明人绘马穴位图

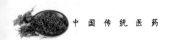

仍无法说明人之外的动物体上的经络与穴位知识是如何获得的。

病因学说

中医的病因学说非常简单，可以概括为"三因说"：内因、外因、不内外因。

所谓外因，即认为天地之间存在风、寒、暑、湿、燥、火"六气"，当某种"气"太过，或出现在不应出现之时，便是"淫"（不正之邪）。这些"邪气"侵犯人体，造成的即是"外感"之疾。如果在天气炎热之际，出现感冒恶寒等冬季"感受寒邪"才会有的症状；或冬季出现高烧等应该是夏季感受"热邪"才会有的症状，则称为"伏邪"——冬季感寒、夏季受热，潜伏体内，过时而发。

在中医中，"外感"疾患的范围非常大，代表外感之疾总称的"伤寒"，在历代医学分科中经常作为一个独立分科存在，在许多大型综合性医学著作中也都位居其首。这一现象的产生，除了与中医病因学分类上的相对单一有关，也与中医对许多病因的判断有关。

例如，自然规律是水湿之气在地下，中医因而认为"脚气"（维生素B1缺乏症，以两脚疲软为主要症状）是因脚受水湿之气所致；当维生素B1缺乏引起心肌炎时，中医则名之曰"脚气冲心"。有意思的是，中医认为既然病因是地下的水湿之气入侵人体，所以不应该吃生长在水中的稻米，而应改吃旱地生长的小麦，这种基于类比思维的治疗方法却"暗合"了精制白米缺乏维生素B1、面食富含维生素B1的近代自然科学知识。又由于古代根本无法区分究竟哪种脚软、行动障碍的疾患是由维生素B1缺乏所引起，所以关节疾患、小儿麻痹等症经常混同在"脚气"中。如此这般，很多疾病都被"错

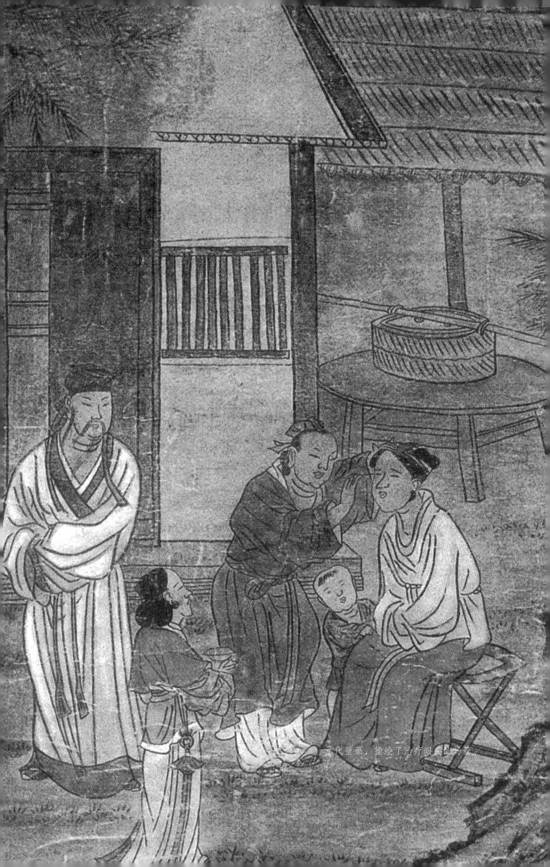

古代壁画，描绘了治疗眼疾的场景

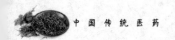

误"地划入了"外感"之列。

由此可以看出，从外表看，古代的许多病名带有"病因诊断"的味道，但实际上是"症状诊断"——根据症状推测原因、确定病名。加上病因认识原本就古今不同，所以要想界定古代的某种疾患相当于现代某一病名，与其说是十分困难，毋宁说是根本不可能。

对于外感病的认识，在明末清初之际获得了一次突破性的进展。医家吴有性（1587—1657）认真观察瘟疫流行情况，总结出这样一条规律：外感之疾未必都是"六淫"之邪侵犯肌肤所致，天地间当别有一种"疠气"自口鼻而入；"疠气"之质必当有所不同，所以才会鸡病畜不病，人病鸡不病；如果能弄清各种"疠气"的本质，则必有一物能克之，不用君臣佐使、辨证施治之劳。

不妨设想一下，如果吴有性能够看到19世纪以来现代西医对于致病微生物的认识，以及采用抗生素等治疗手段，他很可能会认为自己所代表的中医与西医并无本质区别。然而，真正的区别并不在于叫"疠气"还是"致病微生物"，关键是吴有性的认识仍然是源于格物穷理式的逻辑思辨，而不是现代西医的实证科学。

其后，在人口密度增大、传染病随之增多的江南地区，出现了叶天士（1667—1746）等一批有所建树的"温病学家"。他们的主要特点是，以"卫、气、营、血"和"上、中、下三焦"取代"六经辨证"；用桑叶、菊花、银花、连翘等辛凉之药取代麻黄、桂枝等辛热之药。尽管温病学派在理论与治疗方面均突破了《伤寒论》的制约，但

【卫气营血】
卫气营血辨证是清代医家叶天士在《内经》等基础上，根据外感温热病发生发展的一般规律，总结出的一种辨证方法。卫、气、营和血分别代表病证的四个不同层次。一般而言，病在卫分或气分者病情轻浅，病在营分或血分者则病情深重。

【三焦】

　　三焦辨证是清代温病学家吴鞠通（1758—1836）根据《内经》三焦部位划分的概念，结合温热病的传变情况总结出来的一种辨证方法。他认为，一般而言，温病发展的规律是始于上焦（心肺），继至中焦（脾胃），终于下焦（肝肾）。

其本质上却是与《伤寒论》一脉相承的，这与被称为温病（瘟病）学先驱的吴有性截然不同。这便是"传统"的力量。

　　中医所言的内因包括七情六欲、饮食劳倦、房室不节等，这方面有两点值得注意。一是在中庸之道、阴阳平衡观念指导下的健康生活标准。中医强调运动与节欲有利健康长寿，但绝不提倡苦行和禁欲，鳏寡孤独被认为是造成某些身心疾患的重要原因。二是中国传统医学在五行学说的统摄下，人的精神情感与五脏形成了密切的配属关系。这种精神与肉体一元化的观念，使得精神疾患亦被视为躯体疾患的一部分，或者说是躯体疾患的某种症状表现——例如认为因心气有余则喜笑不休，心气不足则悲伤好哭。其治疗方法自然同样是针灸与药物，甚至包括一些心理疗法。而在西方，直到18世纪末之前，精神病患者一直被视为罪犯或"受魔鬼支配的人"，锁在笼子中并时时拿来展览，治疗方法则是鞭笞驱魔、每天冷水沐浴三百次。

　　将饮食劳倦提高到理论层面，予以特别重视的是金（1115—1234）元（1206—1368）四大医家之一的李杲。他曾写过《内外伤辨惑论》，专门讨论某些形似外感，实为内伤，需要通过调理脾胃加以治疗的疾患。又撰写《脾胃论》，申明胃气即是"元气"，创制了升阳益胃汤、补中益气汤等一系列至今仍被广泛应用的著名方剂。

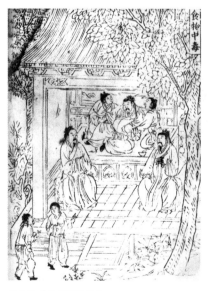
元人绘《食物中毒图》

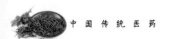
不内外因通常是指创伤、虫兽、中毒、遗传等因素造成的疾病，不是中医理论研究的重点。

诊断学说

中医的诊断方法谓之"四诊"，即通过望、闻、问、切四种方法收集疾病信息，在此基础上作出疾病属性、部位的判断。《黄帝内经》等经典中讨论最多的，是"望"与"切"两种技术含量高，且与理论密切相关的方法。

望

望诊，是通过观察病人来获取与疾病相关的信息。历来人们讲到望诊，都爱举扁鹊的例子。《史记·扁鹊仓公列传》中记载，扁鹊见齐桓侯，言其有病在肌肤，桓侯不信；五日后，扁鹊复见，言其有病在血脉，桓侯不信；又五日，扁鹊再见，言其有病在肠胃，桓侯仍不信；再五日，扁鹊望见桓侯就赶紧避开。桓侯让人询问，扁鹊回答说，以前都还有法可救，现在病已入骨髓，他也无能为力了。果然，桓侯不久后就重病而亡。

扁鹊只需远望一下齐桓侯，便知其疾病的深浅轻重。这个故事固然只是一个寓言，但"望"在中医诊断中的作用的确是非常重要的。

望诊主要包括观神、视形、察色、

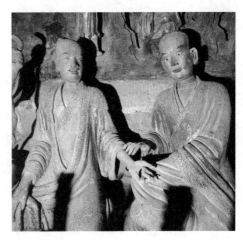

明代切脉罗汉塑像

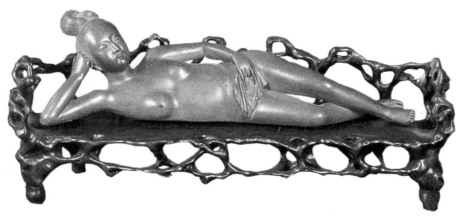

妇科诊断模型，古代医生诊病时，对女性病患的身体不能随便接触，于是用此模型，让其指示患处，以帮助诊断。

辨舌几个方面。而就"察外以知内"而言，对"色"的观察临床意义要比形体胖瘦、运动状态等重要得多。望色之学，从总体上讲离不开五行配属。例如五行中的"火"与红色相配，"金"与白色相配，所以色赤为热、色白多寒；具体到脏腑，则黄与脾相系、黑与肾相关；涉及方位时，中央属脾、土，东方（中国古代相当于左）属肝、木，西方（中国古代相当于右）属肺、金，所以左颧的色泽变化主肝，右颧的色泽变化主肺。另外，在望色中还有一条重要原则，即"泽"比"色"重要，无论什么颜色，有光泽更好；没有光泽，多为病态。

对于舌的观察，在中医里逐渐发展成一个相对独立的专门诊法。概括地讲，观察舌体的主要目的是了解肌体气血盛衰，如色淡血虚，胖大气虚。对于舌苔的观察，主要是为了解"邪气"的属性，如白苔为湿，黄苔为热；苔越厚重，"邪气"自然也就越重；越靠根部，"邪气"所居的部位也就越深。

望诊的运用，又与经脉学说相关。例如位于人体前正中线的"任

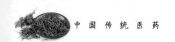

脉"穿过"人中"（鼻唇沟），所以"人中"无胡须或平坦无沟，皆为"任脉"经气不足，在生殖功能方面常常会有问题。又如百姓基于生活经验知道眉毛长、耳朵大的人多长寿，而在中医知识体系中，以"眉为髓之花"、"耳为肾之窍"，据眉、耳观察骨髓是否饱满、"先天之本"肾气是否充实，同样与寿命判断有关。如此，医学的诊断知识又与"相面之学"发生了相互交融的关系。在此不必讨论"相学"的是非，也无法判断孰先孰后的关系，只需知道古代的知识往往是没有明确领域边界的。

切

"切"即触诊，以手检查关节运动、骨折错位、腹内癥瘕（音zhēng jiǎ，中医指腹腔内结块）、皮肤干湿等，都是切诊的内容，但最为常用与重要的是诊察患者的脉象。

诊脉之法源于医家了解到人体上存在着跳动的"脉"。在早期，某一处跳动的脉搏即是诊脉的具体部位，因此最原始的诊脉方法是多处诊脉。当经络的概念形成后，则表现为"分经候脉"。

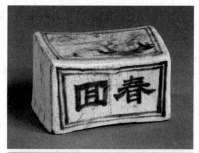

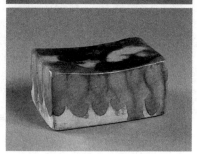

为将脉搏跳动的状态与人体健康、疾病的诊断结合起来，医家构建了种种具体的理论：如从轻到重分为若干层次，以诊各脏之疾，谓之"轻重脉法"；认为人体脉象变化与天地四时阴阳之气的消长变化相通，名为"四时脉法"；在头、足、手（分别对应天、地、人）三处，各取三处动脉，以诊察上、中、下

医生为病人诊脉时用的脉枕

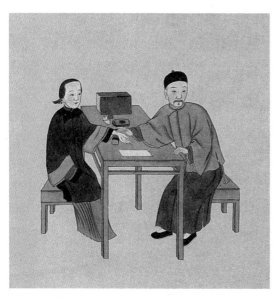

"寸、关、尺"三部诊脉之法一直沿用至今。

的气血，叫"三部九候"之法。

与现今所见诊脉方法最为密切的，是所谓"人迎—寸口"脉法，即取"人迎"（位于颈动脉）以候"阳"，"寸口"（位于腕部桡动脉）以候"阴"，比较两处脉搏大小变化诊察阴阳是否均衡。后来，这种方法简化为以寸口一处分为阴、阳两部分，即以中指作分界（所以称为"关"），前至腕横纹一寸（所以称为"寸"）候阳，后至肘一尺（所以称为"尺"）察阴。根据现存资料，诊脉方法的这一重要变化，最早只能追溯到《难经》成书的时代。《难经》开篇的第一个问题便是：十二条经脉都有动脉，为何只在手腕部位隶属手太阴脉的"寸口"处诊视？而在《黄帝内经》中，虽然也有"诊尺"之说，但其含义却是"诊察前臂的肌肤状况"。

从"人迎—寸口"到"独取寸口"，诊脉方法虽有变化，但所依据的理论都是阴阳学说。而阴阳学说在医学中的运用，也正是伴随着这些变化，逐渐淡化了其"循环"的本质，突显出"对立"的特征。

其后，在西晋太医令王叔和编撰的《脉经》中，可以见到脉诊方法又发生了一次重要的变化，即作为分界的中指之"关"也成为诊脉的部位——"寸口"脉分为寸、关、尺三部，并与五脏六腑相对应。这时，尺、寸之分不再与阴、阳相配，而是对应于人体的上、

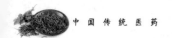
下。而从"左手寸、关、尺分属心、肝、肾，右手分属肺、脾、命门"的对应关系中可以看出，阴阳的配属转由左（阴、血）和右（阳、气）来承担。这种诊脉之法一直沿用至今。同时，《脉经》中记载的"脉象"也增加到24种之多，而在《黄帝内经》中，"脉象"尚不足10种。

由于望诊、切诊两者均能达到病家不必开口，便知病源何在的效果，所以既是医家博取患者信任的重要手段，也是患者判断医生水平高低的重要标准。然而务实求是的医生，还是会全面运用四诊之法，尽可能多地收集信息，力求作出准确的诊断。

闻、问

由于古文中"闻"兼有听、嗅两方面的含义，所以中医中的"闻诊"指的是通过听声音和嗅病气来测知病况。在某些情况下，"闻"甚至可以作为对疾病诊断用药的主要依据，例如根据不同特点的咳嗽声来判别疾病的真实面目，或是肺燥（气候干燥所致的咳嗽），或是肺实（风痰所致的声带麻痹），或是肺损（久咳伤肺，如肺结核、喉结核等）。

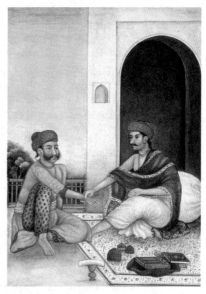

大约在11世纪初期，中医切脉诊法便传到了阿拉伯。

至于问诊，人们更不陌生。不论是中医还是西医，都会询问患者的主观感觉、发病过程、生活习惯、既往病史等。明朝时，张景岳总结前人的问诊经验，把问诊的内容归纳成了"十问歌"，后人又在其基础上加以修改补充，使之成为了中医问诊的一

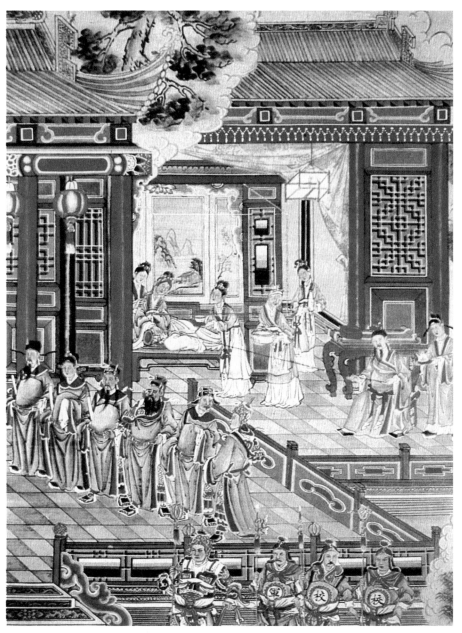

中国古典小说中，常有太医为后妃"悬丝诊脉"情节，即将丝线一端固定在病人脉搏上，医生通过丝线另一端的细微反应诊查脉象。实际上，单靠这种方式是不可能正确诊断疾病的。

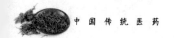

个参考模式。

将四诊所获种种信息加以综合判断，才可称为"诊断"。这也就是"辨证施治"法则中的"辨证"过程。其要点是辨别疾病的阴、阳、表、里、寒、热、虚、实，谓之"八纲"，而八纲之"纲"，不过是阴阳二字。只要疾病的这一基本属性判断正确，据此施治，便不会有大错。

然而面对错综复杂的疾病表现，要想真正做到这一点，绝非易事。例如面对一位右心衰竭造成肺循环障碍，导致液体渗出、继发肺部炎症而发热的患者，用治疗感冒、肺炎的清热解毒之法是断然无效的，只有在认识到其"假热真寒"的本质后，大胆使用强心药，才能起到循环改善、渗出吸收、炎消烧退的效果。实际上西医在处理这样的病人时，除用抗菌素外，也会配合强心、利尿、补钾的药物。这样看来，中医西医殊途同归，并没有绝对不可逾越的鸿沟。

内外疗法

　　中医对疾病的治疗主要采用药物和非药物疗法，并用内治和外治法进行综合调节与治疗。中医方剂是中医最常用的药物疗法之一，非药物疗法则以针灸、推拿等为主。

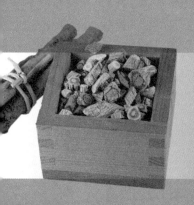

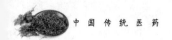

针灸

针灸是中国传统医学独创的一种治疗方法,具有相当悠久的历史。关于针灸疗法的起源,旧称"神农尝百草,伏羲制九针",或谓黄帝发明了针灸之术。有人因而将中国古代医学概分为两大体系:一是"神农—草药"的药物治疗学体系,一是"伏羲、黄帝—针砭"的针灸学治疗体系,足见针灸学在中国传统医学中所占的地位及其重要性。

然而这种独特的治疗方法,并非从其诞生伊始便能符合现代针灸学教材中给出的如下定义——"应用针刺、艾灸的方法,通过经络腧穴,以调整脏腑气血的功能,从而

【艾灸】

艾灸是利用菊科植物艾叶作原料,制成艾绒、艾柱或艾条,在一定的穴位上,用各种不同的方法燃烧,直接或间接地施以适当温热刺激,通过经络的传导作用而达到防病治病和养生保健目的。由于它的作用机理和针疗有相近之处,并且与针疗有相辅相成的治疗作用,故合称为"针灸"。但现代人说针灸,大多时候仅指针疗,而很少包含艾灸。

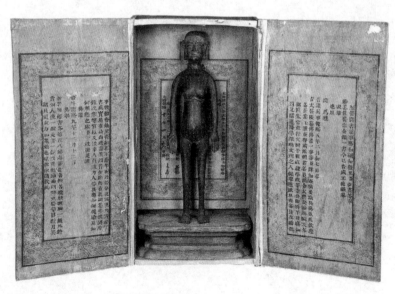

清乾隆年间(1736—1795)制作的针灸铜人

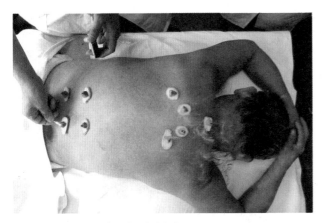

灸疗法，用燃烧的艾绒熏烤一定的穴位。

达到治疗目的"。

一般认为，针灸疗法起源于原始的放血与热敷手段，因而可以将其出现时间上溯到远古人类发明用火和打磨石器之时。但在对西周（前1046—前771）医事制度、治疗方法均有较详细记载的《周礼》中，丝毫看不到使用灸、刺二法治疗疾病的痕迹。这说明尽管灸、刺之法在形式上与人类用火和制造工具存在着无法割裂的渊源关系，但真正作为治疗疾病的方法，其产生的时间却未必如此之早。直到马王堆西汉墓葬出土的多种医书中，才能见到伴随人体经脉的描述，言及用灸法治疗疾患，但还是没有提到刺法。

今天谈到针灸时，大多都是指针刺之法。人们通常认为，针灸的发展大致经历了砭石—石针—骨针—竹木针—青铜针—铁针—金银针这样一个变化的过程。而事实上，从马王堆出土医书和《黄帝内经》的记载来看，形如石刀的"砭石"，其功能是用于割痛排脓，实际上是一种外科刀具。《黄帝内经》还介绍，砭石技术适宜治疗痈疡，小针技术适于治疗肢体痉挛、疼痛麻痹、运动障碍，更可见其中区别。只不过由于针、石的

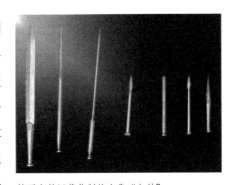

按照文献记载仿制的古代"九针"

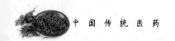

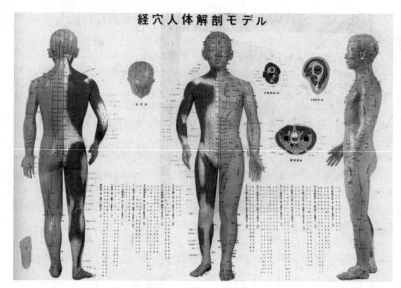

日本《经穴人体解剖图》，中国针灸博物馆藏。

用途都是治疗相对于人体内部五脏六腑而言的"外部"疾患——即从皮肤到筋脉层次的疾患，二者才时常并称。

再者，即便是在"针"的家族内部，也还是包含着按照现代观点当属"外科刀具"与"针刺用具"的不同成员。这个家族，就是《黄帝内经》中所说的"九针"：长针、大针、员针、锋针、毫针、铍针、镵（音 chán）针、锓（音 chí）针、员利针等九类。其中的"铍针"，宽二分半，"主大痈脓"，应是外科刀具；头如卵形的"员针"当称为按摩用具；"毫针"才是名副其实的针刺用具。

早期的"外治法"逐渐分化，直至符合现有定义的针灸疗法形成，这一过程主要源于两方面的推动：一是需要使用"刀具"的治疗技术趋向独立，尽管这方面的发展在中国极为缓慢；二是着眼于"脉"的疾患趋向独立。因为"脉"不仅本身有多种疾患需要治疗，而且它是气血运行的通道，相互贯通并与内脏相连，所以利用针体细小、操作缓慢、在体内有一段"留针"时间的"毫针"进行针刺，便最终发展成为调节气血、内（脏腑）外（经脉）兼治的独特治疗方法。

　　由于各脏腑及用于针灸操作的大部分穴位均分别与某一经脉相连，躯体的各部分也按照"经筋"、"皮部"分属于某一经脉，因而经脉学说与针灸疗法形成了最直接、最密切的关系。同时，某一腧穴的治疗功能，又往往会成为独立的经验性知识。整个针灸疗法体系，始终包含这两种相辅相成的知识内容。就临床实用而言，后者

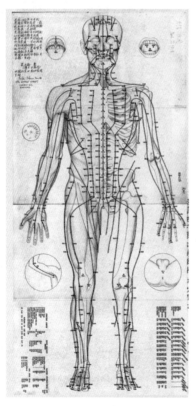

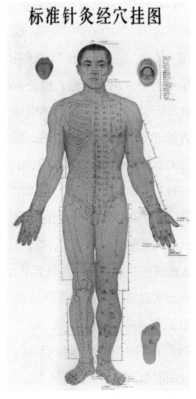

英国人所绘经穴图，中国针灸博物馆藏。　　现代中医所用《标准针灸经穴挂图》

往往更为重要——因为并非在某一经脉上，或从属该经脉的某一穴位上施以针灸刺激，便能收到同样的治疗效果，而是一定要取某一特定的穴位。

例如颜面侧部有"手阳明大肠经"通过，所以口眼歪斜（面神经麻痹）当取该经脉的穴位进行治疗。但只有取从属该经脉的"合谷"穴才有明显的治疗效果，而并非该经脉的任一穴位都能选用。又如"足三里"作为胃肠道疾患的特定治疗穴位，也是如此。现代科学研究用红外线摄像方法证实，针刺"合谷"后，面部的血液流量增加、温度升高；外科急腹症的研究证实，在胃穿孔、肠梗阻等情况下，通过电针长时间强刺激"足三里"，能促进大腹膜向穿孔部位的包裹运动，或肠蠕动增强，有时可因此而避免手术之苦。但有关的科学研究尚无法说明，何以针刺"合谷"，颜面的血流会增加；针刺"足三里"，胃肠道会有上述运动。

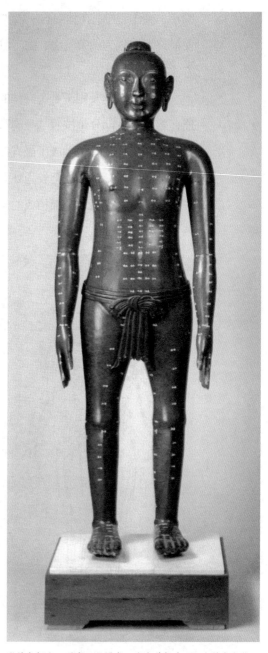

明针灸铜人，通高213厘米，全身共标有666个针灸穴位。

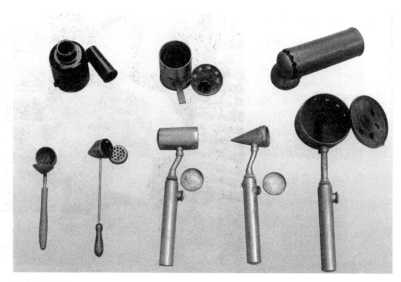

各种灸疗器具

方药

古人有"用药如用兵"之论，将医生使用药物治疗疾病比作将军指挥士兵打仗。用兵与用药，都既有单刀直取的精彩战例，也有协同攻敌之法。打仗需灵活指挥，但其中含有排兵布阵的基本章法；医家需辨证施治，但组方用药也有一定的规矩准则。

按照一定的理论或屡试不爽的经验确定下来的药物配方定式，称为"方剂"；按照这些定式制成

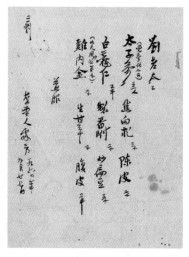

中医处方，上面标有所用药材的名称和分量，以及服用方法。

丸、散、膏、丹出售，谓之"成药"；参考定式加减化裁，手书一纸，令患者到药铺抓药，便是"处方"。而有关如何配合用药、制定方剂的原则，或对已有方剂的分析，如何变化使用等等的论说，便构成了用药原则、组方理论，即现代中医所称"方剂学"。

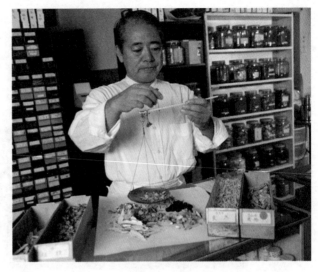

按照处方配药

《黄帝内经》中只有十几个简单、完全不可用的原始药方（如用头发、鸡屎等），但却有至今仍作为中医教学内容的三种"方剂学理论"，即"君臣佐使"、"七方"、"气味配合"。

"君臣佐使"，是说药方的构成包括：针对疾病发挥主要治疗作用的"君药"、协助君药发挥作用的"臣药"、制约药物毒性或是增强君药和臣药疗效的"佐药"、引导药物直达病所的"使药"。

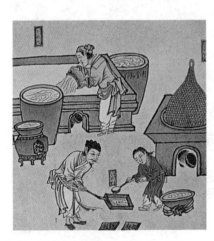

明代《本草品汇精要》彩绘药物加工图

由此关联到"七方"之说，即一个药方的构成，可以是药味少、用量小的"小方"（如一君二臣），也可以是药味多、用量大的"大方"（如一君三臣九

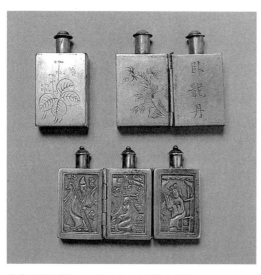

盛装丹药的药盒，小巧玲珑，方便随身携带。

佐）；因组成药物的数目不同，有"奇方"（如一君二臣），也有"偶方"（如二君四臣）；有药性峻猛、急于取效的"急方"，也有药性淡薄、需长期服用的"缓方"；上述之外，还有两方及两方以上组成的"重方"（也称"复方"）。

这些理论并非来源于实际治疗的经验总结。例如《黄帝内经》说"攻下之法不用偶"，而《伤寒杂病论》中的峻下之剂"大承气汤"正是由偶数药物组成；又说"奇之不去则偶之"，则奇偶之分也就没有什么意义了。再者，"使药"，也就是"引经药"的使用，实际上是金元时期才出现的事情。所以可以认为，无论是"君臣佐使"说本身，还是"大、小、奇、偶"之方中的君药、臣药、佐药的数目，无非都是比附人间社会的空中楼阁。

然而，当代很多研究者却认定这就是《伤寒杂病论》诸方剂制定时所依据的法则。当他们按照这种理论来分析方剂时，一个方剂中不管有多少种药，都会被分列到君、臣、佐、使四项之下；反之，哪怕只有两种或三种药，也会按这四项来一一对应。

而较为注重客观事实的学者虽然在论说方剂学理论的发展历史时，也会提到今本《黄帝内经》中的"君臣佐使"说，但基本上都认为要到宋代以后，才有真正的方剂理论与实际应用。客观地讲，"君臣佐使"理论所具有的积极意义，在于使人懂得组方用药必须注意主次之分与相互配合。

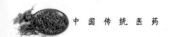

早期的药物学著作《神农本草经》中就药物配伍宜忌问题所提出的"七情和合"说，也常常被作为重要的方剂学理论。所谓"七情和合"，是说药物除"单行"（单独使用）外，还存在着"相须、相使、相畏、相恶、相反、相杀"共七种关系。其中的"相须"、"相使"，都是说两种药物的协同、配合关系；"相畏"、"相杀"都是指一种药物的毒副作用能被另一种药物减轻或消除；"相恶"指一种

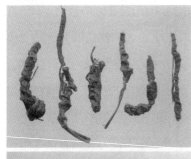

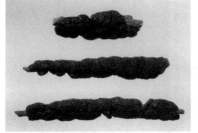

唐代由中国运往日本的药物，日本正仓院藏。

药物能使另一种药物原有功效降低，甚至丧失；"相反"则是指两种药物合用能产生毒性。

因此，方剂发挥作用，并不是组成它的每一个单味药的功能简单相加，而是随着配伍当中所选取的药物，或取它相辅相成的作用，或取它相反相成的作用，最后形成一个很综合的功效。

历史上曾有一些以"药对"为名，专门研究两药配合的著作。当代方剂研究的一项重要工作，便是希望借助现代药理研究的结果，来说明哪些药物的配合是具有科学道理的。例如，在对于"芍药甘草汤"，这个始见于《伤寒论》，并被后世广泛应用的方剂的有关研究中，可以见到如下论说：

芍药所含的芍药甙有解痉作用，据分析是对平滑肌的直接作用……又有镇静、镇痛与抗惊厥作用，它对中枢神经系统的不同部

位，均显示一定的抑制作用。

甘草的主要成分是甘草甜素、甘草次酸、各种黄酮及甘草糖苷等，具有肾上腺皮质样作用、罂粟碱样的镇痉作用、非对抗性β受体样作用和镇痛、抗溃疡、镇咳、解毒等作用。

本方治疗骨骼肌疼痛的主要成分为芍药皂式、甘草皂式及芍药配质酮，其作用原理各不同。

虽然人们常常会采用传统中医"酸甘化阴，柔肝舒筋，和营通络"来说明何以芍药、甘草二味相配，便具有缓急止痛的功能，但这种解释毕竟是缺乏说服力的。因为如果将其中的芍药换成酸味更强的乌梅，则适于治疗胆道蛔虫症；如以符合酸甘之味的糖与醋取而代之，恐怕也很难见到明显的"缓急迫"的效果。

有效成分及其药理作用的现代研究，不仅说明了甘草何以能够

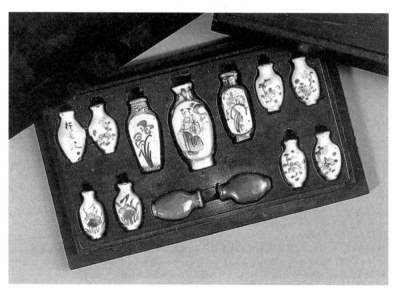

装散剂的药瓶，散剂多为两种以上药物混合制成的粉末，可供内服和外用。

治疗"急迫"、"诸痛"；而且对于所谓"协同作用"，也说清了所以然，但却无法解释在久远的古代，人们何以得知此两种药物会有协同配合的关系。因此可以说，中医基础理论与治疗方法相结合的两大方面——经络学说与针灸疗法、药物理论与方剂，实际上都还笼罩在迷雾之中。

宋代以后，方剂学出现了新的特点，即将方剂按功效分类，使"治法"成为方剂学研究的重要内容。所谓"治法"，即汗、吐、下（下泻）、和（调和）、温（温里祛寒）、清（清热降火）、补（补益）、消（消导消散及软坚化积）"八法"。

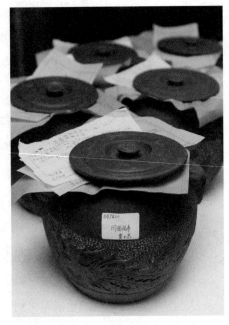

按照处方配好的中药材需用专门的容器煎煮，煎煮时的水量、时间、火候等都会影响汤药的效果。

在临床实践中，根据病情不同，"八法"或单用，或多法互相配合应用，如温清并用、消补并用、汗补并用等等。

内外兼治

分科，是医学进步的重要标志之一。有史可考的中医学分科，始见于《周礼》，称宫廷医生分为食医（饮食管理）、疾医（内科）、疡医（外科）、兽医。宋代细分为九，金代增至十，元、明两代均分为十三科。中央政权的官医分科化设置，实质上体现了该时代各分支领域独立进步的客观状况。例如骨伤治疗历来属外科治疗范畴，但当被称为"中国骨科奠基人"的唐代蔺道人（约790—850）完成《仙

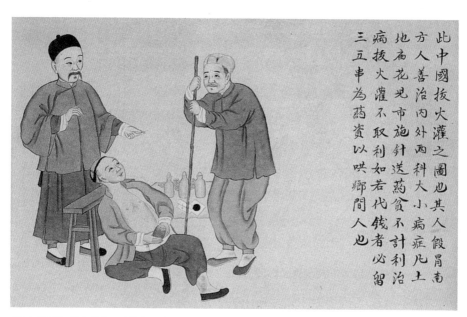

此中國拔火罐之圖也其人假骨甬
方人善治內外西科大小病症凡上
地痛花兒市施針送藥資不計利治
病拔火罐不取利如若代钱者必留
三五串為藥資以哄鄉間人也

"拔火罐"图。拔火罐是一种传统的中医外治方法，通常是在小罐内点火燃烧片刻，把罐口扣在皮肤上，造成局部充血现象，从而产生治疗作用。

授理伤续断秘方》后，整复、固定与活动相结合的骨折治疗原则基本确立，此后骨折治疗大有进步，至宋初王怀隐（约925—997）等编《太平圣惠方》时，已列有"折伤门"，相应地宋代太医局的分科亦将"疡科"改为"疮肿兼折伤门"。至元代，更明令规定为医者必须于十三科中精通一科，否则不得行医。

然而中国传统医学"整体观"的基本特点，又决定了这种分科的相对性。在很多情况下，中医都表现出一种

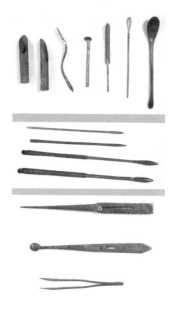

清代中医外科器械

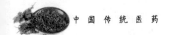

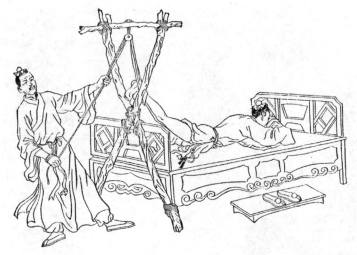

14世纪，元代医家危亦林已开始应用悬吊牵引复位方法治疗脊椎损伤，这比西医外科首次提出悬吊复位法早了600年。

内外兼治的特点。

中医的"外科"，实际上主要是以治疗疮痈等皮肤疾患为主，并不具备近代西方医学中"外科"（surgery）以手术方法治疗疾病的内涵。金元以降，内外兼治的原则在中医外科中贯彻得更加具体、深入。又如骨科，由于始终采取内治与外治相结合，大大提高了创伤的愈合速度。特别是在身体状况较差、断裂处骨痂生长缓慢时，尤其能够显示中医内外结合治疗原则的优越性。

中医的妇科、儿科、口齿、咽喉等科，虽各有特点，但与内科又实无明显界限。从好的方面讲，西方近代医学的妇科实际上唯在诊断与切除生殖系统肿瘤等方面显示出外科手术法的长处，而在调整因植物神经、内分泌系统紊乱引起的许多功能性妇科疾患方面，中国传统医学的针灸、药物等整体疗法则具有方法多样、疗效明显稳定持久等多方面的优势。但从另一方面讲，传统中医过于依赖药物、过于注重内治，又妨碍了外科手术疗法及产科在中国的独立发展。

药物知识

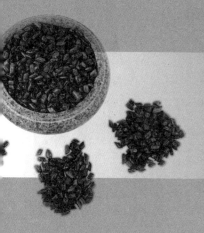

　　能够治疗疾病的未必都是药，例如针刀；非医疗之用的物品未必不是药，例如火药。艾草用于灸法，被视为一种工具，而不是药物；但更多用于体表的动、植、矿物都被称为"外用药"。如果佩带宝石的目的是为了保健，那么应称其为饰物，还是药物呢？至于"食物"与"药物"，就更没有明确的界限了。所以，"药"实际上是一个很抽象，也很难定义的概念。

　　正因为穿衣、撑伞、拄杖、洗浴等都有益健康，所以在印度传统医学中，都包含有这类相关知识；正因为"食"、"药"关系的不确定，所以才会有"食疗"、"药膳"；正因为在古人看来，佩带某些物质具有驱赶外邪、治疗疾病的作用，而当邪气侵入体内时，便需要"内服"某些东西来加以驱赶，所以"服"字才会有"佩带"与"食用"两种意思，"吃药"亦称"服药"。

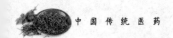

本草之学的成立

中国传统医学使用的药物，包括动物、植物和矿物。三者中，又以植物所占比例最大。这或许就是中医的药物学著作多称"本草"的原因所在。换言之，本草之学即中国古代的药物学，其内容为记述各种药物之名称、性状、功能、主治、产地，以及采取、加工、保存等各方面的知识。在魏（220—265）晋（265—420）之后的本草著作中，还附载许多配合应用的范例，称为"本草附方"。

据《汉书》记载，西汉末期开始有"本草待诏"之职，后又征召通晓五经、历算、本草的学者，到宫中著书立说，这说明此时独立的本草之学——药物学已逐渐成立。

里程碑之作

现存最早的本草学著作——《神农本草经》

成书于东汉时期的《神农本草经》是现存最早的本草学著作。而对于了解早期本草学发展历程具有极为重要意义的另一部本草著作，是三国（220—280）时代华佗弟子吴普所著《本草》。此书虽已佚而不存，但从现存引用文字中可知，吴普《本草》在论说药物时，引用了神农、黄帝、岐伯、扁鹊等八家不同之说。

将吴普《本草》中引用的"神农"之说与《神农本草经》的文字加以比对，可看到二者之间既有

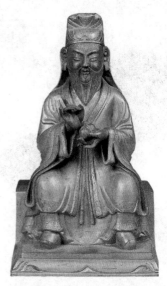

明代塑"药王"孙思邈鎏金铜像

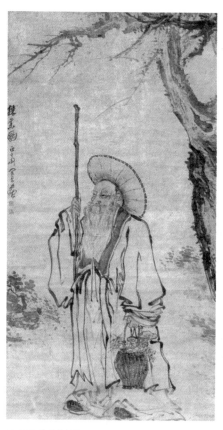

清人绘《采药图》

内在联系，又有重要的不同。例如在药物味道的记载方面，相同83种，不同17种；在毒性记载方面的差距极大。

故可认为，《神农本草经》是药物学系统中尊奉"神农"为鼻祖的流派发展到一定阶段时的大成之作，而此大成之作又在不断被后学修改补充。而吴普《本草》中八家之说的不同，更是反映出早期药物知识多元发展、各自为说的历史。因而无论是《神农本草经》具有神仙方术性质的将药物按"上、中、下三品"分类，还是其对矿物药的格外推崇，都只能代表其自身的特点，而不是当时整个药物知识体系的共性。

早期本草学著作的范本——《本草经集注》

本草之学形成后，其发展极为迅速，出现了数量可观的各种各样的本草学著作。到《隋书·经籍志》中，已著录了28种药物著作，而且还出现了各种专门之作，如有关音义的解释、药物别名的考证、采药时间、人工栽培，以及描绘具体形态的本草图等。有关这些著

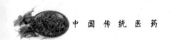

作的注文，更透露出此前大量本草著作的信息。例如"神农本草经八卷"项下的注释中，便记有被列入这一体系的本草著作18种；"桐君药录三卷"项下同样记有从属这一体系的各种药录、药法、药律、药对、药目、药忌类著作。

在这些著作中保存得比较完整的，是南北朝（420—589）陶弘景（约452—536）根据各种《神农本草经》传本整理而成的《本草经集注》。这部载药730种的本草著作，之所以被视为《神农本草经》后具有划时代意义的药物学之作，首先在于它以赤色书写《神农本草经》的内容，使得这部经典得以保存；同时参考历代医家的注释与用药心得，用黑色文字对《神农本草经》原有药物进行了许多补充说明，并增加了同等数量的新药；再者，它改变了《神农本草经》具有较强神仙方术色彩的"三品"分类，采用其他医家惯用且较能体现药物自然属性或来源的分类法。后世的重要本草著作，在上述三方面基本都是沿袭这个体系进一步发展，并因采用不同字体或标识方法，从而使得《神农本草经》以及《本草经集注》之类重要的早期经典性药物著作"佚而不亡"。

《本草经集注》并没有彻底脱离"三品"分类之法，而是在所谓"自然属性"的玉石、草、木、虫兽、果、菜等分类下，又各有"上、中、下三品"。这一方面反映出陶弘景作为著名的道教中人，对于神仙方术与世俗医学两种知识体系的追求与折衷，另一方面也显示了药物知识在继承的基础上如何发展的轨迹。

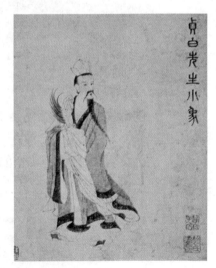

陶弘景画像

世界第一部国家药典——《新修本草》

在陶弘景的《本草经集注》中，时常提到因南北分裂而对北方药物及用药经验不甚了解的问题，而国土统一、文化发达的盛唐之世，则为全面总结药物知识提供了必要的条件。唐显庆二年（657），苏敬等官员建言朝廷重修本草，以改变当时药物名实混淆、记述不全的状况。经朝廷批准后，遂由苏敬等二十余人组成编撰班子，这也开创了中国传统医药史上集体编修本草的先河。公元659年，《新修本草》由唐政府向全国颁行。它比欧洲纽伦堡政府颁行的《纽伦堡药典》（1542）早了883年，被认为是世界上最早的国家药典。

这部官修本草由三部分组成：正文二十卷、目录一卷；药图二十五卷、目录一卷；图经七卷。现存《新修本草》只有三部分中的正文部分，其内容是在《本草经集注》的基础上加以扩充，增加了114种新药，所载药物总数达到844种。在编修过程中，朝廷颁布政

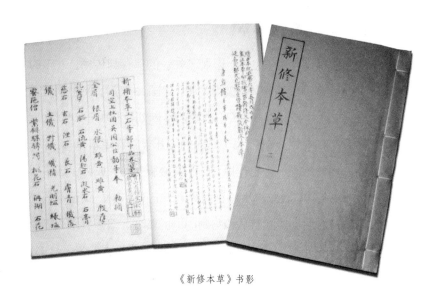

《新修本草》书影

令，向全国广泛征集药物，据现存资料统计，计有13道133州的药物汇入书中。这次大规模的药物普查，可谓中国科技史上的一次壮举。但遗憾的是，其中"丹青绮焕，备庶物之形容"的药物彩图，在当时的历史条件下未能广泛流传。

《新修本草》中出现了许多域外药物，这也是唐代本草的一大特点，反映了当时中外文化交流的繁盛。

《新修本草》中的域外药物举隅

梵文药名	学　名	中文植物名/药名
eranda	Ricinus communis	蓖麻
hingu	Ferula asafetida	阿魏
aguru	Aquilaria agallocha	沉香
marica	Piper nigrum	胡椒
haridra	Curcuma longa	姜黄
dadima	Punica granatum	石榴
turuska	Liquidambar orientalis	苏合香
kramuka	Areca catechu	槟榔
sirisa	Albizzia lebbeck	合欢
haritaki	Terminalia chebula	诃梨勒

承前启后的《证类本草》

宋代以前印刷业尚不发达，限制了知识的保存与传播。北宋的皇帝与儒臣对于医药卫生事业极为关注，建国13年后，便由朝廷诏命儒臣与医官联袂校订编修本草。由尚药奉御刘翰（919—990）、道士马志等9人于开宝六年（973）修成的《开宝新详定本草》，经宋太祖（960—975在位）亲自作序，国子监镂版刊行，成为中国第一部印刷的本草著作。次年再次修订而称《开宝重定本草》，记载药物983种，新增139种。伴随着从抄写到印刷的转变，编修者采用雕版的阴（黑底白字）、阳（白底黑字）文之别，取代过去的朱墨分书，并配合文字标识，层次清晰地展示了源自历代不同本草著作的内容。

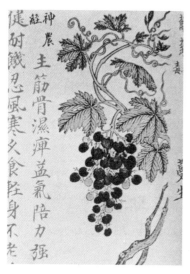

历代本草著作记载的药物中，都包含有很多人们熟悉的日常食物。

北宋嘉祐二年（1057），朝廷成立了校正医书局，其第一项任务便是奉诏修订本草。在由掌禹锡（992—1068）组织医官、儒臣编成的《嘉补注药物知识神农本草》中，记载药物1083种。次年，该局仿唐代《新修本草》的成功经验，奏请朝廷下诏征集全国各地所产药材，要求逐件画图，并注明形态、收采时节、功用等；对进口药材，亦要求按此办理，并令各选样品，送交京师。此次全国规模普查的成果，如实反映在苏颂（1020—1101）编撰完成的《本草图经》（1061）中。全书载药780种，

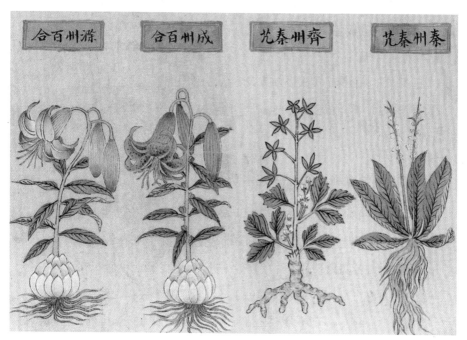

明代《本草品汇精要》所绘药物彩图

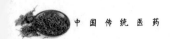

在635种药名下绘图933幅，是世界上第一部雕版印刷本草图谱。

成于嘉祐年间的这两种本草，一重文一重图，是宋代对本草学的一次重要总结。其后有陈承将其合为一书，名《重广补注神农本草并图经》（1092）。

北宋中期，四川民间医家唐慎微（1086—1094）以《嘉本草》和《本草图经》为基础，并从多种经史百家之作中搜采相关资料，补入史有今无的药物554种，于1082年编成约60万字的《经史证类备急本草》（简称《证类本草》），载药数目上升到空前之多的1558种。在编撰体例上，每药下随文附图，有论说、主治、功用、炮炙方法与附方。这一著作，代表了宋代本草的最高水平。

后来，北宋政府在唐氏《证类本草》的基础上，几次修订，作为国家药典颁行，先后有《经史证类大观本草》（1108）、《政和新修经史证类备用本草》（1116）、《绍兴校订经史证类备急本草》（1159）问世。

《证类本草》不仅是集宋以前本草学大成的一部著作，还被认为开启了其后明清本草学的端绪。明朝李时珍编著《本草纲目》，便是以它为蓝本。

古代本草学巅峰之作——《本草纲目》

宋金元时期的本草学可以概括为两大流派，一是继续不断增补、编修以《神农本草经》为核心逐渐扩充而成的主流本草著作；一是注重药理探讨，各药只录几条简单功效。进入明代之后，两种风格逐渐融合。王纶的《本草集要》（1492）糅合《证类本草·序例》和金元药理为"总论"，各药不分"三品"，以类相从，附方按病排列；陈嘉谟《本草蒙筌》（1565）进一步条理编写体例，在"总论"中分

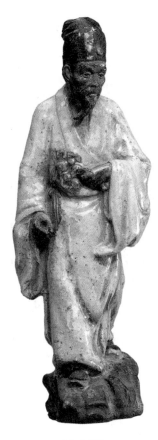

李时珍塑像

题讨论药理及生产等实际问题。这些书都是两种风格融合的具体表现，并成为极受世人喜爱的入门读物。

明后期，最终出现了古代本草学的巅峰之作《本草纲目》(1578)，此后便很少有人再从事大成工作了。

长达五十二卷的《本草纲目》所采用的分类方法是"物以类聚，目随纲举"，所收1892种药物（其中新增374种）分隶于十六部、六十类目之下，纲目体系贯穿全书。书中附有1109幅图和10000余首处方，引用各类文献800余种。其作者便是屡试不第、无奈弃儒从医的李时珍（1518—1593）。"读书十年，足不出户"的苦读经历，以及理学"格物致知"的内在影响，使李时珍能将百家之言与调查实践两方面的知识结合在一起，经过近三十年的不懈努力后，终于成就了这部使其垂名青史的鸿篇巨著。

明清时期的文化，以尊经复古为主流。当此风吹进医学领域后，本草学体系中也出现了重归《神农本草经》的倾向。首先是明代缪希雍（1546—1627）撰《神农本草经疏》，将注解经文与临床用药实际结合在一起。这一风气至清代愈演愈烈，先后出现了徐大椿（1693—1771）《神农本草经百种录》、陈修园（1766—1823）《本草经读》、邹澍（1732—1844）《本经疏证》等等。此类书籍大多载药仅100余种，对《神农本草经》以外的药物和宋代以后的药学大多置而不论。在此基础上，才出现了从历代本草著作中辑复佚文而成的《神农本草经》。

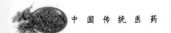

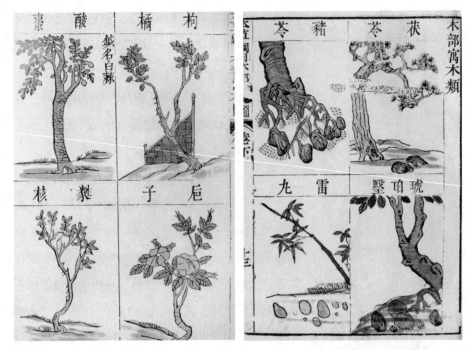

《本草纲目》所绘几种可以入药的植物

　　与尊经之风并驾齐驱的是一些"歌括式"通俗读物的流行。元代胡仕可的《本草歌括》（1295），图、诗并存；李杲的《药性赋》分寒、热、温、凉四部分，简捷易诵，成为数百年来的药性启蒙读物。通俗读物的增多固然与明清时期人口增长，从医之人也相应增多有直接关系；另一方面，当药物知识积累到部帙浩瀚时，必然会由博返约、择要而止。"犀角解乎心热，羚羊平乎肺肝……"《药性赋》不仅语句琅琅上口，而且确实抓住了每种药物最基本的用途。

　　明清以来，外来文化的影响与日俱增。明中期的《食物本草》中出现了哥伦布（Christopher Columbus，1451—1506）发现新大陆后传入中国的落花生等美洲植物；清代赵学敏（约1719—1805）的《本草纲目拾遗》，开始引用西方药学文献，并记录了金鸡纳等西医学药

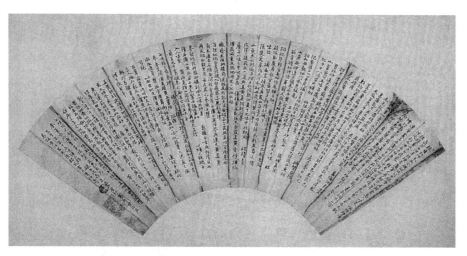

清人书写在扇面上的用药歌诀

物。此后中国的本草学著作中，近代自然科学知识逐渐增多，开始了在继承传统知识基础上，科学认识中药材的新纪元。

药理研究

宋代医学考试，除要说明疾病的原因，还需引用医经、本草，说出所用药物的产地、功能、主治、性味、配伍宜忌、炮炙次第，以及组方的君臣佐使、轻重奇偶。这既是在宋代理学大兴的背景下，医学理论与药物知识相互结合的结果，也是促进二者进一步融合的动力。

北宋医家寇宗奭的《本草衍义》将《黄帝内经》中有关气、味的理论融入本草，作为解释其疗效的依据。金元时期的医家继其后而有更为详细的气味厚薄阴阳说，并由此推衍药性的升、降、沉、浮；又有某药入某经的药物"归经"说，某经有病需用某药为引导之药

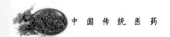
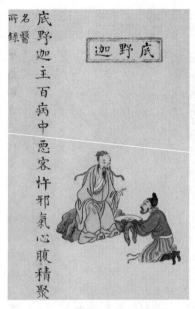

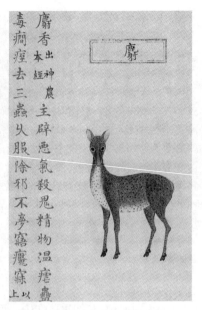

古代医书对域外药物"底野迦"的记载，这种丸药是7世纪时由阿拉伯人传入中国的。

古代医书对名贵中药"麝香"的记载。对于此类濒危野生药用动物，中国采取了人工养殖等保护措施。

的"引经报使"说；甚至是将药物与卦象联系在一起，以解释其效用原理。

从某种意义上讲，这种转变显示了从经验到理论层面的提升，但也有强烈的牵强附会色彩。从宋徽宗（1101—1126在位）领衔编写的《圣济经·药理》到李杲之《用药心法》，所依据的理论不过都是类比——如病在上用药物之"头"，在中用"身"，在下用"尾"等等。

药局与药市

宋金元时期在药物管理与营销方面的发展，也是令人

【升降沉浮】

升、降、沉、浮是中医中反映药物作用的趋向性，说明药物作用性质的概念。归纳来说，凡升浮的药物，都能上行、向外，如升阳、发表、散寒、催吐等作用的药物，药性都是升浮的。凡沉降的药物，都能下行、向里，如清热、泻下、利水、收敛、平喘、止呃等作用的药物，药性都是沉降的。中医认为，人体发生病变的部位有上、下、表、里之分，在治疗上就需要针对病情，选用不同药性的药物。

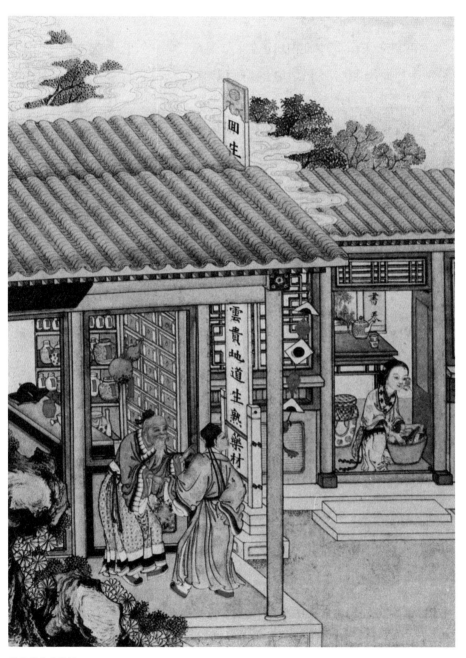

清代彩绘药店图

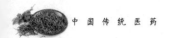

瞩目的。

熙宁九年（1076），北宋朝廷在京都汴梁（今河南开封）设立了中国历史上第一所以制作和出售成药为主的官办药局——太医局熟药所。至崇宁二年（1103）扩增为七所，五所仍名"熟药所"，二所称"修和药所"。其后，分别更名为"惠民局"（药店）和"和剂局"（制药工场）。当时，药局除在京都有发展外，还被逐渐推广到全国各地乃至边疆镇寨。

北宋药局是国家经营、面向社会的经济实体，并兼有政府药政管理的职能。它的创立，标志着医、药分业。药局内部设有收购、辨验等专门机构，从制药到出售都有专人管理。和剂局在生产中成药时，先征集配方，经太医局试

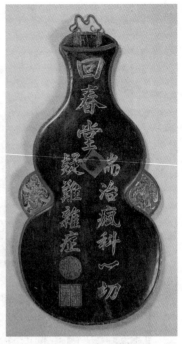

一家名为"回春堂"医馆的牌匾

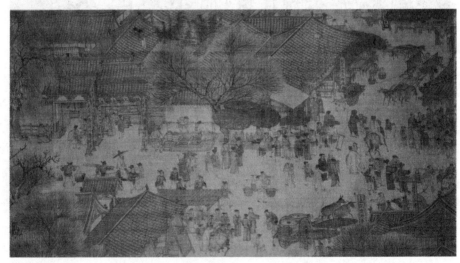

宋代《清明上河图》（局部）。图中所绘"赵太丞家"，是一家开业医生的诊所兼药店。

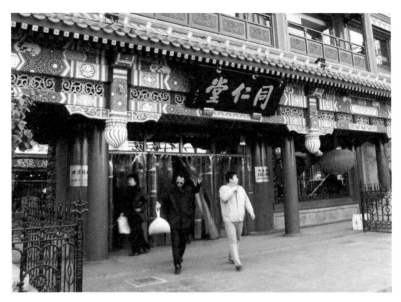

百年老号"同仁堂"

验后，始制成成药。其配方范本为《和剂局方》（1078年出版，后数次增补，总载方788首），其中的牛黄清心丸、藿香正气散等多种方剂，沿用至今。

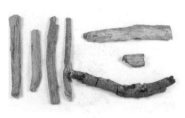

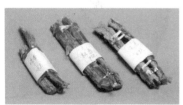

泉州湾出土宋代沉船所载药物

与此同时，民营药业也十分兴盛，都市之中药肆众多，还有医家坐堂行医。药材贸易远及海外，泉州出土宋代沉船所载各种药物，便是一例。同时，道地药材的多种栽培产品也出现于这一时期，如四川彰明的附子、汴京的薯蓣、西京的牛膝、杭越的芍药等等。

明清时期的药业不仅更加繁荣，而且形成了一定的产业规模。明末的"药市"，以河北安国、江西樟树最为知名，全国的药材集中于药市进行交易。各地出现了一些秉承义利并

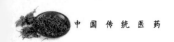

进、童叟无欺之儒商道德，声名远扬、获利颇丰的著名药店。北京的百年老店同仁堂，以"炮制虽繁，必不敢省人工；品味虽贵，必不敢减物力"为堂训；杭州的胡庆余堂，悬挂着"凡百贸易均着不得欺字，药业关系性命尤为万不可欺"的匾额，经营至今仍然门庭若市。此外，还出现了专门经营人参、鹿茸等贵重滋补品的"参行"。

炮制与加工

"如法炮制"是现代汉语中常用的词汇，最早出现在宋代文人的著作中。但作为其本义的药物加工，却早在马王堆西汉墓出土医书中即有所体现。当时内服药基本上都是采取冶末吞服之法，是真正的"吃药"。到了东汉末年，才见到医书中普遍采用煎煮饮汁之法，变成了"喝药"。

炮，原本是指将药物埋于火灰中直到焦黑；炙，象征手执物品在火上烘烤。"炮炙"在逐渐转变为泛指加工方法的过程中，用字也出现了以"制"代"炙"的变化。最常用的炮制方法被概括为烘、炮、炒、洗、泡、漂、蒸、煮"八法"。正像这些汉字所展示的那样，前三种方法用火，其后三种用水，最后两种水火兼用，故统称为"水火之剂"。此外还有用酒、蜜、醋、盐等辅料进行加工的方法。

值得注意的是，在以类比为基本思维方式的时代，无论是碾压粉碎，还是酒蒸土炒，都既是炮制加工的过程与方法，同时也是药效构成的组成要素。例如在今本《黄帝内经》中，有

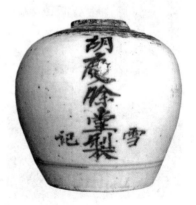

"胡庆余堂"药坛

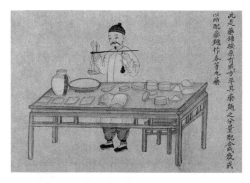

此是药铺按京方眼分平其药颇之分量配合散式
以所配药颗作各等丸药

清人绘配药图

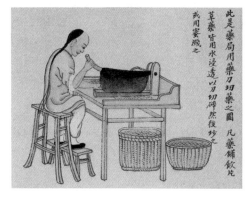

此是药局用药刀切药之图　凡药铺饮片
草药皆用水浸透以刀切碎然後炒之
或用蜜炙之

清人绘切药图。药材切制之前，大多还需经过泡润等软化处理。

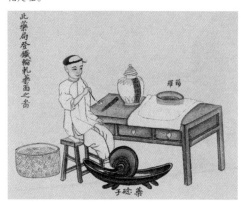

此系药局登铁轮轧药面之图
罩药
子碎药

清人绘碾药图。利用药碾将药材研碾为细末，以便进一步制作丸、散、膏、丹等成药。

一个治疗因脉道不通，阴阳之气无法正常循环而导致失眠的"汤液"配方，要用千里之外的流水、空心的芦苇来煎煮。这是因为在当时的认识中，远道而来之水的"流通"性、芦苇的"空洞"性，都有助于疏通脉道，达到治疗目的。只有用现代眼光看问题时，才能对药物炮制加工的目的作出以下概括：

1. 便于保存，例如植物的干燥；

2. 使用的需要，例如鹿角坚硬，需要"镑"成丝，以便煎煮时获取有效成份；

3. 去除毒性，例如附子等天南星科的植物都有一定的毒性，煮熟蒸透便安全得多；

4. 增强药效，例如用明矾处理半夏，可以增强其化痰的效果；

5. 改变药性，例如生地用黄酒"九蒸九晒"后为熟地，凉血之性变为补血之功；

6. 去粗取精，例如滑石经"水飞"，以获取最细的粉末。

现存专讲药物加工方法的较早著作，有南北朝雷所著、后人辑佚而

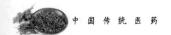

成的《雷公炮炙论》。稍后的陶弘景《本草经集注》，在绪论中也有大量这方面的内容。实际上，几乎所有的本草著作，在药物的名称、性味、功能、主治、产地等有关记述后，都或多或少会有"如何炮制"的说明，这些就是"如法炮制"之"法"。

虽说炮制要如法，但"法"却不是一成不变的。从继承的角度讲，对于前人经验需要重视。20世纪开发的抗疟新药"青蒿素"，即采用晋代葛洪（约281—341）《肘后方》中不经煎煮，而是浸泡的方法，从而使得青蒿中的有效成分得以保存。从发展方面言，1949年新中国成立后，各省市在继承传统的基础上，编制了当地的《中药炮制规范》，使得中药炮制逐渐走向规范化、标准化、科学化，这些也成为《中国药典》的构成内容。

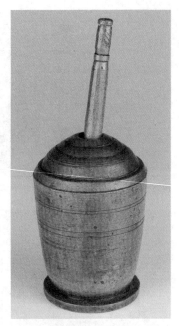

清代铜药臼。许多中药在入药前需进行破碎处理，杵臼是常用的工具。

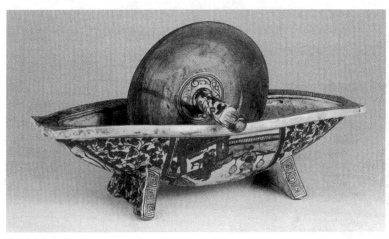

清代青花瓷药碾

纵观本草之学，可以看到这样一些最基本的特点：首先，药物知识的发展过程确实与生活、医疗实践经验的积累具有密切的关系，所以在历代加以总结时，其使用的品种呈直线增多之势。其次，在古代中医知识体系中，"类比"始终发挥着重要的作用——对于许多自然品

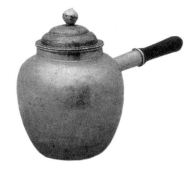

明代御药房熬药用金罐

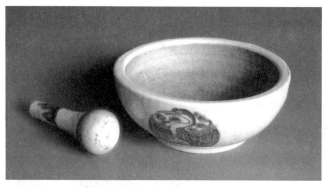

清代青花瓷研钵。研钵是将少量药材加工成粉剂所常用的工具，旧时药店必备之物。

物治疗效用的解说，并非源自经验，而是类比。经过不断"试错"，那些经实践证明无效的"伪知识"被淘汰，但这并不影响医家继续沿着类比的思维方式去"发现"新的药物。

人参的故事

"填精气，益骨髓，补虚疗损"，是中国最早的药物学著作《神农本草经》中所列诸多"上品"药的主要功能。作为药物学方面的经典，《神农本草经》的文字一直被历代本草著作照搬复制，关于"补药"概念、作用的认识也随之传承。在此仅以在中国家喻户晓的人参为例，分析一下其中的历史文化积淀。

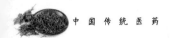
与人同类

在较早的文献《范子计然》中说，"人参出上党，状类人者善"；其后人参进一步被描述为"一如人体状，夜有人呼声"。另外，还有一些更加离奇的记述，如南朝志怪小说集《异苑》中说："人参一名土精，生上党者佳。人形皆具，能作儿啼。昔有人掘之，始下数铧，便闻土中有呻声，寻音而取，果得一头，长二尺许，四体毕备而发有损缺处。将是掘伤所以呻也。"

具有人体形状的人参，自然与一般植物不同。在汉墓出土的殉葬品中，也能见到人参，其目的是让具有人体形状的人参代替墓主人"受过"。古人还对其何以具有与人相似的外形作出了进一步的解释，认为人是天地精气聚集而成，人参也是上天精气的产物。例如汉代的《春秋·运斗枢》中说："摇光星散为人参，废江淮山渎之利，则摇光不明，人参不生。"这是说天上的"摇光星"散落地上生成人参，如果皇帝的行为、政令有问题，则天上的"摇光星"失去光辉，地上也不会生长人参。古代的辞书《广雅》将人参解释为"地精"，即地之精气凝聚而成。

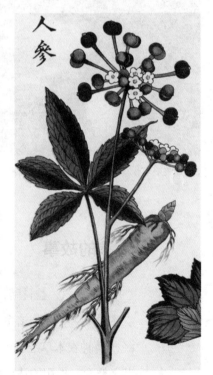

人参入药的部位通常为其根部，其茎、叶、花、果实亦可作药用。

征兆与药物

有关十六国时期后赵的建立者石勒（274—333）的传记中记载，由于一株枝叶繁茂的人参生于石勒的家园，故人们知道日后他必定显贵不可量，后来，这个体奇貌异的胡人果然当上了皇帝。

具备科学头脑的现代人，当然不会认为一种植物长得像人体形状就有什么神仙之气，也不会想象人参能够发出"儿啼"、"人呼"之声。现代人通常是按照"科学的态度"与"唯物史观"来观察医学发展的历史，解释人类认识与利用自然药物的过程，认为人类对自然界中动、植、矿物的治疗作用的认识，都是来源于生活和生产实践，即吃了某种东西之后，不仅充饥填肚，还有某某治疗作用，由此逐渐认识了其药用效果。但这也许并不是古人认识事物的真实途径，就人参这种药物而言，至少在现存古代文献的记载中，我们看到的是，它首先是因具备"人形"而引起了人们的重视，是作为一种"征兆"出现在现实生活当中。可见，虽然人参在汉代就已经入药，但当时并非仅仅是将人参作为一味药物来认识，至少还同时认为人参是一种吉祥的征兆，这种认识甚至有可能早于药性认识。

不论是作为吉祥的征兆，还是作为药用，最初显然都与人参的形状有关；但服用之后，却获得了实际效用的体验。实际上传统医学中的药物知识，往往都是源于这种分不清究竟是巫术还是科学，是经验还是先验的认知途径。然而不管怎样讲，在后来的岁月中，人参的尊贵地位毕竟是建立在药效的基础之上。

虚与补、实与泻的概念

在早期的疾病概念中，"虚"是一个实实在在的空间：人体中出现了因"精气"缺损而造成的空间，外部实实在在的"邪气"才能侵入。中国第一部专门讲述病因、病理的专著，成书于隋代的《诸病源候论》中，对于各种疾病的解释大多如此：症状各异的精神疾

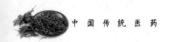

患，都是因为心脏中的精气缺失，鬼魅精灵侵入而成；腹泻肚痛、消化不良，是因肠胃的精气缺失，风寒暑湿等"邪气"侵入而成。如此的病因认识，自然会导致相应的治疗方法"补"。

了解到这点之后，便不难理解上天精气渗入地下，或地之精气凝聚而成的人参何以会具有补虚的功能，也能够理解在《伤寒论》中，被后人尊为"医圣"的张仲景何以会用人参来治疗腹痛了。当然，补药队伍里阵容庞大的成员不可能都是如此跻身其中的，而是持有不同的身份证明。例如玉石之类的矿物药，因其千年不毁、冰清玉洁之性而被希望转移到人身上；鹿茸、阿胶（由驴皮熬成）因其"血肉有情"，被认为比植物更贴近人体。而当近代科学认识到人参所含"皂甙"的药理与功能后，"虚"和"补"的概念也随之转变为"提高免疫功能"了。

同样，阴阳学说在医学中具体应用的另一例——"实"与"泻"也是如此。早在先秦典籍《吕氏春秋》中，便从这种立场出发将所有疾病的本源归结为"邪气"存在所造成的郁结不畅。当然，其目的在于借世人可以理解的实实在在的邪入人体之"因"、郁结不通之"果"及治疗之法，来说明抽象的社会问题与治世之策。而这种政治论的"终极真理"后来又反过来对医家的思维产生了影响。

在宋明理学吸收佛、道两家哲学思辨之营养，以太极、元气、阴阳构建新的一元化宇宙论的时代风尚影响下，医家中的佼佼者也开始纷纷推出各种不同的一元化病因说、治疗法，于是便有了所谓的"金元四大家"。其中的张从正（约1156—1228）便倡言，所有的疾病都是因"邪气"作客人体，治疗唯有"攻邪"一法。这种观念传到日本，又催生出被日本人大加赞赏的後藤艮山（1659—1733）的"万病皆郁"、吉益东洞（1702—1773）的"万病一毒"之说。然而不管这些说法是否有理，世人大多还是"闻补则喜，闻泻则惧"，使得持此论点的医家唯有哀叹而已。

贵重之物进入百姓家

人参的难得与药用效果，决定了其特有的价值。唐代诗人的诗篇中，时常谈到以人参作为馈赠朋友的礼品；唐末五代的药学著作《海药本草》中，还记载了当时朝鲜半岛将人参作为特产进贡给中国朝廷；明清时期，苏州等地有专营人参的"参行"等等，都显示了人参的身价。

正是由于人参的贵重，所以过去一般人治病是用不起人参的，通常是用党参、沙参、太子参等代替。近些年，人们吃人参及人参制品已经相当普及，这一方面是因为随着经济的发展，生活水平普

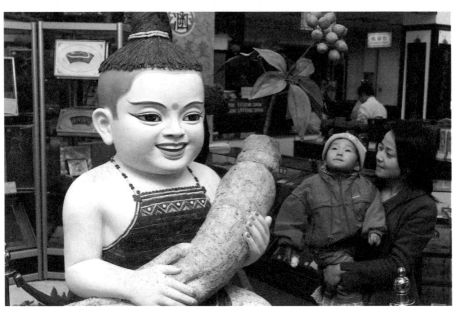

人们按照想象制成的"人参娃娃"

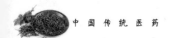

遍提高了，另一方面是因为人参的大量种植，导致"物不希"价格自然也就不贵了。然而尽管如此，相对一般中国百姓的收入，人参等滋补保健品的价格仍然不菲。人们何以会愿意拿出一笔不小的开支去买人参、人参蜂王浆等滋补药品呢？换作一个外国人，大概不会将这种开支纳入自己的支出计划吧。

这就需要看到，中国人吃人参，是一种文化现象。今天，如果我们就"最名贵的中药材是什么？最有益于健康的中药是什么？身体虚弱时应该吃哪种中药？以中药为礼品时，选什么较好？"这样一些问题搞一次问卷调查，相信许多中国人都会回答：人参。甚至可以推想，如果将调查范围扩大到亚洲的朝鲜、韩国、新加坡、印度尼西亚等地，其结果都会是相同的。

从"人参"例子出发，我们还可以从更宽泛的角度讨论一下中

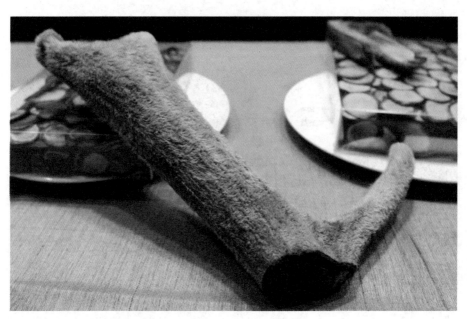

和人参齐名的另一种传统名贵中药——鹿茸

国人对"虚"这一概念的认识。在西方，人们通常不会将疲劳、乏力等视为疾病；但在中国，这些都是疾病。中医大夫可以在病人询问自己患了什么病时回答说：虚证！这之中又包括气虚、血虚，脾虚、肾虚，阴虚、阳虚等等。病人或许并不理解这些术语的准确含义，但他们却能够满意于这种"不明不白"的诊断，因为他们理解"虚"。对于"虚"这种疾病的恐惧，使得他们乐于购买人参等能够"治疗虚证"、"强身健体"的滋补药品。用一句当代流行的话来说，叫"花钱买健康"。西方人也并非没有"花钱买健康"的意识与行动，不过他们更多采用的是健身锻炼、旅游休息等方式。

总之，我们在比较这些问题所涉及的方方面面时，会发现不同社会、不同文明间无所不在的差异。随着西方文明的传入与普及，中国人不仅也开始热衷于旅游健身，而且维生素、微量元素等符合西方"补药"概念的营养品也获得了相当大的市场份额。这种差异渐呈缩小的趋势，但传统的观念仍旧根深蒂固地发挥着潜在的影响。

文化的交流总是双向的。北美虽然生长着中国人称之为西洋参、花旗参的植物，但据说西方人最初并不食用这种植物，仅仅是向中国等地出口。而现在，西方人不仅食用西洋参，而且开始从中国进口人参蜂王浆等滋补品。目前，西方医学已经不再无视疲劳、乏力、虚弱等现象，尽管他们仍然不认为这是疾病，但至少承认这不是健康的表现，所以名之曰"亚健康"或"第三种状态"。随着免疫学的进展，许多疾病被认为是因人体自身的免疫力低下所致，而人参等滋补类的中药又被证明具有增强免疫系统功能的作用，那么今后会不会出现"人参文化"飘洋过海，改变西方人健康观念的局面呢？从根本上讲，这还要看医学的发展，要靠实验医学拿出足以令人信服的临床统计数据与理论性的说明。

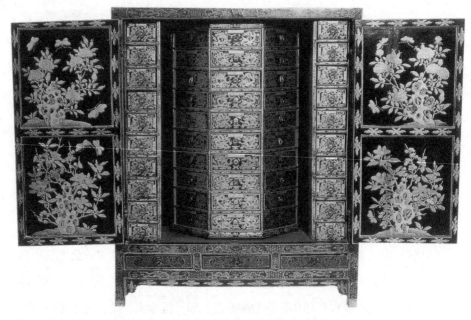

明太医院专用药柜，全柜可盛药140种，柜下部三屉用以存放处方及药具。

　　最后需要说明的还有一点，人参是滋补强壮药的代表，但决不是使人长生不老、青春永驻的仙药，其危害也是不容忽视的。中国古代有句老话说："人参杀人无罪，大黄救人无功"，一方面是要人警惕人参也会致人于死地，另一方面则是针砭世人盲目崇信人参的心理。归根到底，中医中药讲究的是"辨证施治"，最基本的要点就是要能够区别疾病的阴阳属性，再以相应的药物补偏救弊。弄反了，就会变成火上加油、雪上添霜。

医家风采

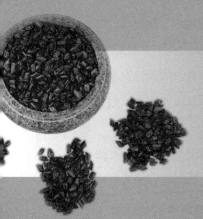

　　后人对于此前医家的了解，绝对是极其片面的，不仅挂一漏万，甚至是假象。因为能够为后人所知的古代名医，大多数是由于有某种著作传世。哪怕仅仅是摘编汇集，毫无个人心得，只要部帙巨大，便易于流传。至于因有传记、逸闻而得以传名的，毕竟是少数。然而从另一方面讲，学术性创见和思想的阐发，或演绎哲学原理至实用，或总结经验成理论，毕竟不是操一技之长谋食糊口之辈的能力所及。因而可以说无论是医学知识体系的构建者，还是被载入医学史的名家，都是具有较高文化素养、能够著书立说的"儒医"。至于某种技艺的真正创造者，或确有妙手回春之技的临床医家，则很难垂名史册。

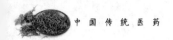

扁鹊与秦越人

整个先秦时代有传记描述的医家,唯有扁鹊一人。

司马迁（约前145—?）认为扁鹊是医方之祖,故采撷诸说为其立传。《史记·扁鹊仓公列传》称扁鹊姓秦名越人,少年时遇异人传授,故能隔墙视人,透见体内疾病。后游历各地,随俗而变——在邯郸时,闻当地以妇人为贵,即为妇科医;过洛阳,见该地敬爱老者,便以治疗耳聋眼花为主;入咸阳,

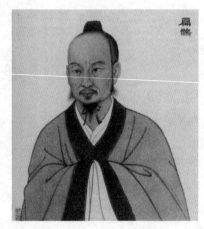
扁鹊画像

知秦人重小儿,则自称儿科医生。秦太医令李醯嫉其才,找人刺杀他,一代名医遂死于非命。

作为扁鹊医技高超的表现,司马迁录下案例三则。其一是晋国大夫赵简子忽然昏迷不醒,众人手足无措时,扁鹊诊断其必在三日内自然醒来,后果如其言;二是虢国太子"暴死",众人忙于治丧时,扁鹊却自荐为其治病,惹来一番讥讽,但经过针灸、服药,太子苏醒了;三是数次远望齐侯之色,便知其有病且不断深入体内,然齐侯却因不听劝告最终病入骨髓,无法医治而亡。

由于这三个案例上迄春秋、下至战国,时间跨度前后数百年,所以一直是令史家困惑的问题。比较合理的解释应该是:扁鹊与秦越人并非一人,前者生活于春秋末期,是赵府的医官;后者是生活于战国中期的民间医生。司马迁在编写《扁鹊传》时,取赵家史臣所记扁鹊诊赵简子这一信史,置于首位;取见于《韩非子》中的"望

蔡桓侯之疾"、《韩诗外传》中的"诊虢太子尸厥"两则寓言故事加以改造,使得春秋的扁鹊与战国的秦越人衔接在一起。

对于这样一篇信史与故事混杂的《扁鹊传》,应该如何解读呢?

首先,弄清扁鹊与秦越人属生活于不同时代、官民身份不等之两个人的意义,在于窥知早期专业技艺传承中两大特点:一是两人医官与民间医的不同身份,体现了知识从"学在官府"向民间的逐渐转移,而这恰恰是春秋战国之际的时代特征。二是"名号"的继承,虽然中国史书缺乏这方面的资料记载,但周边国度存在的同类事例可以启发我们对这一问题的思考。例如印度的古代医籍便有由师徒相继完成,弟子沿用师名,致使后人不得不用某某一世、二世标示其区别;这一传统在日本更是发展到了极致,例如16世纪的著名医家曲直濑道三(1507—1594)晚年将自己的姓、名、字、号,以及最高僧阶者所独有的"院号"分别给予子、婿、高足等继承与使用,致使后人根本无法通过作者姓名判断出自何人之手。所以一些学者认为,"扁鹊"乃是当时良医的称号。

《扁鹊传》的三则案例都有体现"望而知之"的意思。赵简子昏迷不醒时,扁鹊从体外"望"见其血脉运行不畅;虢国太子暴死时,扁鹊从宫殿围墙外"望"见其不过是尸厥而已;齐桓侯在没有任何不适的情况下,扁鹊已"望"见其不仅有病,而且随时间推移逐渐从肌肤移至血脉、肠胃、骨髓。对于"望诊"的神奇与重要,本书"诊断学说"

【学在官府】

　　"学在官府"是西周时期教育制度的主要特征,主要体现为学术和教育为官方所把持,国家有文字记录的法制规章、典籍文献等全都由官府掌握,普通百姓无缘接触。直到春秋战国时期,列国纷争,旧有的统治秩序被打乱,"学在官府"的教育走向衰落,新的教育形式——私学开始兴起,从而使教育对象由少数贵族扩大到平民,为学术的广泛传播开辟了途径。

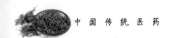

一节中业已谈到。《黄帝内经》赞赏"望而知之"者为"神",通过切脉才知道病情的,只能算是"巧",二者间水平高下的区别一目了然。

张仲景与华佗

两汉四百年,后人能够对其生平有所了解的医家有三位。一是《史记·仓公传》所记述的西汉医家淳于意(约前205—?),他的25则病例资料被誉为现存最早的"医案";其他两位是生活于东汉后期的张仲景与华佗。张、华二人虽然被分别视为内、外两科的代表人物,但实际上二人也有许多共性。就医学领域内部而言,张仲景享"医圣"之誉,华佗却时常被指斥为离经叛道的异端,但在民众之中,华佗的知名度却远远高于张仲景。

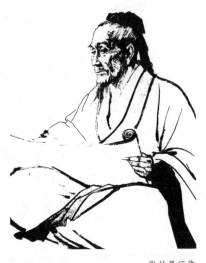

张仲景画像

张仲景为南阳郡(治所在今河南南阳)人,大约生活于2世纪中至3世纪初。在唐以前的文献中,仅有"张仲景"之名,至宋代林亿等校正《伤寒论》时,称其"举孝廉,官至长沙太守"。之后又有书称其任长沙太守后,曾在京师为名医。但这些后代记述的准确性如何,很难判断。

《伤寒杂病论》的序言中谈到,张氏家族原本人丁兴旺,但在建安纪年(196)之后的数年中,死亡了三分之二,其中大多为伤寒。所以张仲景才勤求古训,博采众方,参考《黄帝内经》、《难经》等医籍，著成《伤寒杂病论》十六卷。在宋代之后，此书从"方书"上升为理论性"经典"，而且被誉为是第一部理、法、方、药齐备的经典。

后人大多认为，张仲景最大的贡献在于他确立了"六经辨证"的纲领，这一纲领指导了中医其后一千多年的发展。在《黄帝内经》的基础上，张仲景进一步将外感病发展过程中各个阶段所呈现的各种症状概括为六个类型（太阳病、阳明病、少阳病、太阴病、少阴病、阙阴病），后人将之归结为"六经辨证"。由于六经包括手六经和足六经，即十二经，十二经又络属各个脏腑，故"六经辨证"的实质，被认为是将疾病的发生、发展、传变，与整个脏腑、经络联系了起来。

同样生活于2世纪末至3世纪初的华佗，沛国谯（今安徽亳县）人。据《三国志》记载，华佗通晓养生之术，故年将百岁而犹有壮容。又精于方药，为人治病时，选药不过数种，且全凭眼手，并不用秤，煮熟便饮，服后即愈。采用针灸治疗时，只选用一两个穴位，并告知当有感觉传至某处，待患者言"已到"，便立即出针。如病结在内，针药不能及，便令其饮用"麻沸散"，须臾患者如酒醉而无知觉，便可刳剖肚腹，断肠湔洗，祛疾除病，然后缝合切口，敷上药膏，四五日即愈合，一月可康复。

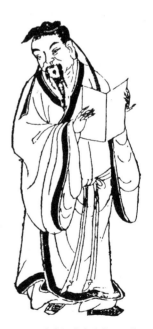

古代医书中的华佗画像

神奇的"麻沸散"早已失传，无人知其配方。然而即便在今天看来，这些手术的难度也不能算小，因为剖腹手术并非仅仅是麻醉问题，还涉及详细的解剖知识、

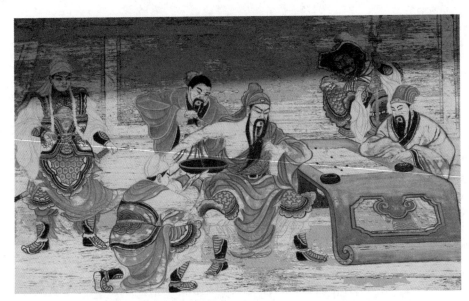

华佗为关羽刮骨疗毒壁画

有效的止血、消毒技术等。这对于中国传统医学而言，似有勉为其难之感。但如果是腹膜外的皮下脂肪瘤、囊肿一类疾患，其切除之术就比较容易，所以应该考虑或有这类小手术被夸大成剖腹手术的可能。

华佗之所以被后人视为外科神医，与明代小说《三国演义》的渲染有直接关系。《三国演义》中记述了华佗为关羽（？—220）刮骨疗毒，以及准备在"麻沸散"的帮助下，为曹操（155—220）开颅取出风痫治疗头痛等故事。如果根据晋代陈寿（233—297）编撰的史书《三国志》所记载的病例来看，华佗同样是一位并未超越时代与传统的中医医生，他仍然是以药物和针灸为主要治疗手段。但在外感病治疗方面，华佗所依据的理论与张仲景的"六经辨证"体系又有所不同，而是如扁鹊望齐桓侯之色那样，认为病邪是沿着肌肤、血脉逐渐深入。

王叔和与皇甫谧

魏晋时期最知名的医家当推王叔和与皇甫谧（215—282）。前者编撰了第一部脉诊专著《脉经》，后者编撰了第一部针灸学专著《针灸甲乙经》，两书均流传至今。

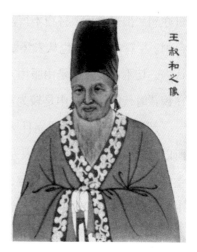

王叔和画像

史称王叔和为西晋高平人（一说为山西之高平，一说为山东之高平），作过太医令。其在医学方面的贡献，一是"撰集岐伯以来，逮于华佗"的"经论、要诀"而成《脉经》十卷；二是整理张仲景旧论，编成《伤寒论》。《脉经》一书在诊断学中的地位，本书"诊断学说"一节中已有介绍，不再赘述。至于析成《伤寒论》，历代医家对此褒贬不一，或认为此举属于"碎剪美锦，缀以败絮"，致使后世无从观张仲景之作原貌；或以为仲景之书，幸赖叔和才得以保存，功莫大焉。

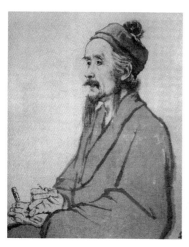

黄甫谧画像

皇甫谧，字士安，安定朝那（今宁夏固原）人。一生体弱多病，或许是导致他热衷于医学研究的重要原因之一。最迟在34岁时，他便已是"躯半不仁，右脚偏小"的残疾之人；42—

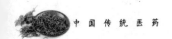

46岁间又患了一次"风"病,耳聋数月。这时他开始服用矿物药组成的"五石散"(亦称"寒食散"),然而非但没能治愈他的沉疴痼疾,反添胸腹燥热、烦闷咳逆,以至冬日亦想"裸袒食冰,昼夜不得寐,对食垂涕",几欲操刀自刺。尽管如此,他也从未怀疑过"五石散"本身,而是认为一切不良后果都是由服用方法不对引起的。这种悲剧在魏晋时代的士大夫中是较为常见的。

严格讲,皇甫谧并没有什么为人治病的记载流传,之所以享医学家之誉,主要是因为他采撷《黄帝内经》和《明堂经》中有关针灸疗法的内容,集成《针灸甲乙经》。此书的历史地位与价值,本书"针灸疗法"一节已有介绍。需要补充的是,皇甫谧摘录的原则是不取阴阳五行一类虚泛空谈之论,这在传统医学领域中是不多见的。

【五石散】

五石散又称寒食散,其药方托始于汉人。"五石"成分一说为丹砂、雄黄、白矾、曾青、慈石,一说为钟乳石、硫黄、白石英、紫石英、赤石脂。服此药后,会使人全身发热,并产生一种迷幻的短期效应,实际上是一种慢性中毒。传说魏人何晏(?—249)耽声好色,服了五石散后,顿觉神明开朗,体力增强。在他的带动下,五石散广为流传。然而,许多长期服石者都因中毒而丧命。

孙思邈

唐代医家大概要算孙思邈(581—682)最为著名。据史书记载,孙思邈自幼聪颖而多病,故既熟读经史百家之言,又兼好岐黄之术(由于中医学最早的经典《黄帝内经》多用黄帝、岐伯问答的形式写成,故后世常用"岐黄"代指中医)。唐太宗(627—649在位)、高宗(650—655在位)都曾征召他或授以爵位,但孙氏均固辞不受。后虽一度出任医官职务,但一年

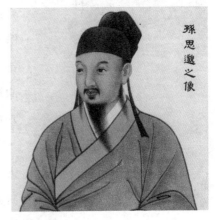

孙思邈画像

后即辞职隐居，享年百岁而终。当时的许多名士皆执弟子礼，尊奉孙思邈为师。

孙思邈撰有《千金要方》及《千金翼方》各三十卷，两书收载的药方有6500多个，而且还涉及养生、针灸、药物、咒禁等各方面知识。因此《千金方》既是医方荟萃的大成之作，又是当时的医疗百科全书。

《千金方》的内容顺序与其他医学著作明显不同，它将妊娠疾病的防治与新生儿护理等内容置于卷首。后代论者往往认为这体现了孙思邈对女性的尊重，在男尊女卑的封建社会里是非常难能可贵的观念。但或许认为这是孙氏基于养护生命，当从其生老病死循环过程的起点——胎、产开始的思考，更为合理。这也正是孙氏认为"人命至贵，有如千金"，而将其著作名为《千金方》的原因所在。

除了具体的药疗养生知识外，孙氏还就医家修养谈到：为医者当博学多识、精勤不倦；对患者要有深切的同情和高度的责任感，要普同一等，皆如自己的亲人；不得自以为是，诋毁其他医生等等，如此才能算得上"苍生大医"。这篇以"大医精诚"为题撰写的医德训诫，历来被视为是可与"西方医学之父"希波克拉底（Hippocrates，约前460—前377）的《誓言》相媲美的经典之作。

同时代的其他大型方书，还有王焘（约670—755）所编《外台秘要》四十卷，全书分为1104门，载方6000余首。对于方剂的重视，可谓唐代医学的特征之一。

金元四大家

《四库全书总目提要》有"儒之门户分于宋，医之门户分于金元"

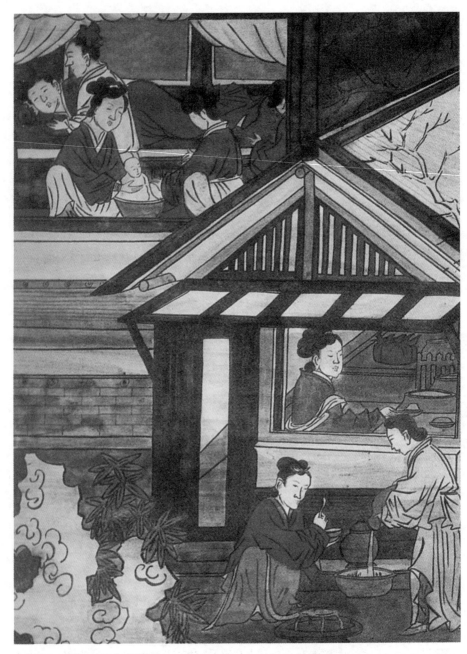

元代壁画，描绘妇女分娩时的情景。

之说，盖因此期医林中涌现出分别以刘完素（约1120—1200）、张从正（约1156—1228）、李杲、朱震亨（1281—1358）为代表的四大流派。四人皆秉承《黄帝内经》旨意，但理解与运用却各有不同，因而形成源同而流异的不同学术主张。他们以各自的学术思想、医疗活动、理论著作影响后学之辈，成为中国医学史上的重要人物。

刘完素自二十多岁开始研究《黄帝内经》，一心参悟其中的玄机，思考疾病现象的本质，历经四十余载后著成《素问玄机原病式》。其最主要的观点是，认为所有疾病的本质皆可归之于"火热"，治疗用药偏于寒凉，故后人称其为"寒凉派"。在外感病的治疗中，突破《伤寒论》以来"先解表寒，后清里热"的原则，主张从一开始就可以"表里兼治"、"内外双解"。至今仍在销售的"防风通圣散（丸）"，便是他所创立的这种疗法的代表方剂。

张从正同样是因为深究医学经典而大有所得。他认为疾病既然不是人身固有之物，治疗便无非是将其逐出体外；既然是外来"邪气"，则只能用汗、吐、下三法，而温、补之法无异于关门留寇，因而后人称其为"攻邪派"。代表作是经弟子加工整理而成的《儒门事亲》十五卷，从中可以看出张从正在实际治疗中非常灵活，如对精神疾患广泛采用心理疗法、以秤钩取死胎等等，并因此而与众医格格不入，只能自叹"高技常孤"。

出身豪门的李杲，因母病不治而学医。他与刘、张二人虽同为金代名医，均取法于《黄帝内经》，但在医学理论上却相去甚远，这与各人所处的特定历史环境极有关系。三人中刘完素年龄最长，虽称生于乱世，但毕竟为金朝兴盛之时，所行政令存抚为先，遇灾免赋，流民老病，官与养济。张从正稍晚，居身中州（今河南一带），金元战线远在西北，南边以与宋修好为主，故他才能四处游逛，并

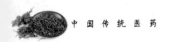

无兵燹之苦。李杲则不然，生逢金朝将灭之期，战乱频仍，人民生活流离失所。他观察到人们所患疾病，多为饮食失节、劳役过度而致，故而提出"内伤脾胃，百病由生"的观点。在后人看来，李杲强调"扶助脾胃之气"，在理论上属于对"后天之本"的格外重视，故称其为"补土派"。

生于元代的朱震亨，先从朱熹（1130—1200）四传弟子许谦习儒，只因算命先生谓其仕途不利，便从此弃儒学医。他在江南一带四处游走，却没有找到理想的老师；后又到北方，始得见刘完素和李杲之著作；最终在杭州立于名医罗知悌（1243—1327）门外三月，才被接纳。一年之后学成返乡，从此名声大振。朱震亨医学思想的核心是"阳常有余，阴恒不足"，因此治疗必须以"补养阴血"为主，后人以此称其为"滋阴派"。其代表作《局方发挥》对宋代以来流行的《和剂局方》好用香燥之药的特点大加批判，因而《四库全书总目提要》评价说："《局方发挥》出，医学始一变。"

纵观金元四大家之论，刘、张二人的"火热"、"攻邪"说，可比为医疗方法中的"霸道"；李、朱二人的"补土"、"滋阴"说，则可比为"王道"。如果将人体喻为一个包含阴阳两仪的"太极"，将疾病视为阴阳失衡的话，所谓"霸道"要做的是去掉多余的部分，"王道"所想的是增大不足的部分，二者最终目的都是追求阴阳的平衡。

张景岳

承金元时期门户分立、新说续出之风，医学理论的研究在明代达到了一个新的高峰。较之于金元四大家分别将疾病归结为一个终极之因，明代医家张景岳（1563—1640）以《易》统释医学，更显

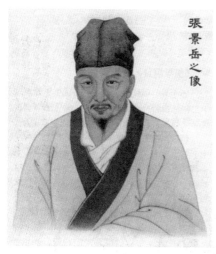

张景岳画像

示出"太极—阴阳"为宇宙生成、发展之根本道理的味道。

早于张景岳的明代医家薛己（1487—1559），在继承李杲脾胃论的基础上，更重视脾肾双补，六味地黄丸、八味地黄丸皆为其常用之品，尤其是"补中益气汤"与"地黄丸"合用，更充分体现了对于先、后天的同等重视。而生活于16至17世纪之间的赵献可，则常以六味、八味地黄丸通治各病。他虽然推重薛己，但在医理上已发展到只谈先天之本"肾"，而不谈后天之本"脾胃"了。

张景岳在理论上主张"医易同源"，珍视元阴、元阳，反对金元四大家中的刘完素和朱震亨以寒凉药攻伐肾阳。针对朱氏"阳常有余，阴恒不足"的说法，提出了"阳非有余"、"人体虚多实少"等观点，主张温补肾阳，并据此创制"左归丸"（补左肾之元阴）、"右归丸"（补右肾之元阳）。

从这些医家理论学说的共性，即可略知以探讨"道体"（存在于自然现象和社会现象之上，根本的、终极的原理和道理）为核心的宋明理学对明代医学具有如何重要的影响了。

叶天士

明清两代，随着城市的发展、人口的集中，以及交通日渐发达，传染病的流行开始呈上升趋势。据文献统计，明代276年间大疫流

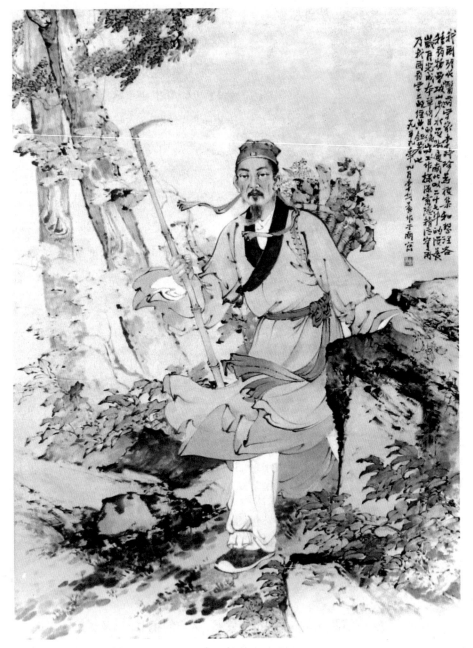

明代医家李时珍采药图

行64次，清代267年间大疫流行74次。严峻的现实，促使医家更多地关注、研究这一问题。

继明末清初吴有性著《瘟疫论》（1642）阐发疫病流行之特点、治疗之法当与《伤寒论》有所不同后，江浙地区又相继出现了一些相关的新理论与治疗方法。其共同特点是认为"温热病及瘟疫非伤寒"，故后人称其为"温病学派"，叶天士乃其中的代表人物之一。

对于以发热为主要临床表现的流行病，叶天士将其进程分为"卫、气、营、血"四个阶段，不再沿袭《伤寒论》"六经辨证"的体系。其特点在于用药偏于寒凉；针对高热惊厥等临床实际，采用了犀角、羚羊角等一些《伤寒论》治疗体系中未曾使用过的新药。正如叶天士所言："辨卫气营血，虽与伤寒同，若论治法，则与伤寒大异。"

明清笔记小说对叶天士的学医经历和不拘一格的用药特点多有描述。其代表作《温证论治》，乃叶天士"游于洞庭山，门人顾景文随之舟中，以当时所语，信笔记录"而成，由此亦可略窥叶天士的潇洒性格。

其后又有在学术上毫无门派之见的吴鞠通，在全面研究上迄《素问》、张仲景，下至吴有性、叶天士的相关学说后，把温病传变与脏腑病机联系起来，提出将温病分为上焦（肺与心）、中焦（胃与脾）、下焦（肝与肾）三个阶段，即所谓"三焦辨证"的理论体系。

叶天士的"卫气营血辨证"与吴鞠通的"三焦辨证"，既是温病学派的学术主旨，也是中国传统医学理论体系发展长河的最后一站。

明清时期，中医在传染病防治领域还取得了一项重大突破：人痘接种预防天花。天花约在公元1世纪时传入中国，千百年来，对于这种烈性传染病一直缺乏有效的防治措施。据文献记载，明隆庆

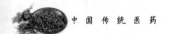

年间（1567—1572）出现了人痘接种法（从天花患者身上取得痘苗，接种到健康人身上，促其产生天花反应，获得免疫力），随后在全国广泛应用，并先后传入俄罗斯、英国、日本、朝鲜、土耳其等国。在英国医生琴纳（Edward Jenner，1749—1823）于1798年发明牛痘接种法之前，人痘接种法一直是人们有效预防天花的主要方法。

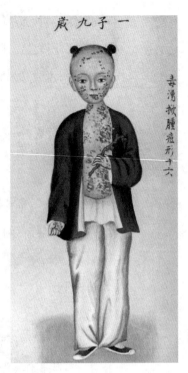

患天花的小孩

王清任

清代医家王清任（1768—1831），因见古人对脏器的描述多有不实之处，遂萌改正之心；又思古人所以不实，必因未曾亲见，于是多次亲赴刑场义冢，不避臭秽，观察野犬食余的小儿弃尸，并几度观看"剐刑"，以进一步弄清成人、儿童的心肝脾肺是否相同。经过42年访验，王清任绘制了人体内脏图形，并以文字叙述脏器的生理结构，又结合其临床经验，于1830年撰成《医林改错》。

在注重科学实证的现当代，王清任受到了极高的评价，并被视为传统医学在封建社会末期出现的最后一次高峰。然而王清任在亲见之前，何以能知古人描述有错？有分析说，由于当时已能见到西方传入的解剖学著作，故其观察的动机是为了汇通中西医学。但细读其《医林改错》，丝毫看不到西方医学的影响。所以又有分析认为，毋宁视其为"格物穷理"在医学领域中的表现，王氏是一位自发型的革新家。时过境迁，王清任当初的动机究竟为何，已无法详知。一种较为合理的推测是，王清任之所以能够在未曾"亲见"的时候，便知道古人对脏腑的描述有误，极有可能是在西方解剖知识已然传入的时代，"听说"中国传统医学在这方面存在着与事实不符的问题，由此开始走上实证观察之路的。在医学史上，这种由于听说某种事情的存在，因而激发出研究与发明的动机，并最终独立完成的例子并不少见，例如日本

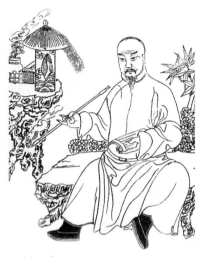

王清任画像

近世医家华冈青洲（1760—1835），由于听说华佗曾用"麻沸散"进行手术，便竭力研究麻醉方法，最终获得成功。

王清任《医林改错》之"亲见改正脏腑图"

王清任的实证研究，还体现在他为了验证水液代谢的途径，设计了一个动物实验：他将两只家畜作为实验动物，一只正常喂养，一只不给饮食，数日后剖腹比较。因见不给饮食者大网膜干瘪，即认为这是"出水道"。在对肾循环、尿生成生理没有正确认识的时代，人们一直以为尿是从胃肠道通过"三焦"（水道，即腹腔内

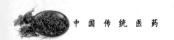
的"不实之肉")渗入膀胱的。而王清任的实验，不过是"印证"了自《黄帝内经》就奠定的这一错误的生理解释。

又如，他虽然相当仔细地观察到了胆总管在十二指肠开口处的括约肌，但却如同《黄帝内经》时代一样将胆总管视为"胃出精汁水液之道路"。因此从某种意义上讲，王清任的解剖性实证观察，不过是重演了《黄帝内经》时代医家建立这些生理学解释的过程，从知识层面上讲并无更多创新与"改错"之实。

中医与养生

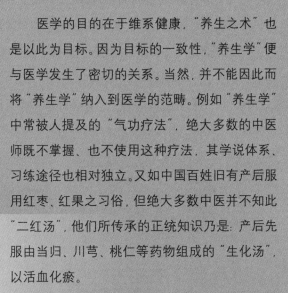

医学的目的在于维系健康，"养生之术"也是以此为目标。因为目标的一致性，"养生学"便与医学发生了密切的关系。当然，并不能因此而将"养生学"纳入到医学的范畴。例如"养生学"中常被人提及的"气功疗法"，绝大多数的中医师既不掌握、也不使用这种疗法，其学说体系、习练途径也相对独立。又如中国百姓旧有产后服用红枣、红果之习俗，但绝大多数中医并不知此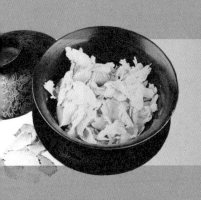"二红汤"，他们所传承的正统知识乃是：产后先服由当归、川芎、桃仁等药物组成的"生化汤"，以活血化瘀。

因而无论是从思想层面，还是知识技法来源与构成的角度讲，"养生学"与中国的儒、释、道三教，以及民俗、武术等都有着种种联系。下面介绍的，是"养生学"中一些与中医关系比较密切的内容。

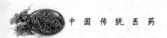

四季养生

顺时养生，是中医关于养生理论中的重要原则之一。《黄帝内经》言："智者之养生也，必顺四时而适寒暑。如是，则僻邪不至，长生久视。"

中医之所以强调顺应四时，其根本理论仍然是"天人合一"、"人身一小天地"。《素问·四气调神大论》里说："四时阴阳者，万物之根本。"天地间阴阳之气的消长，形成了春温夏热秋凉冬寒的四季变化，而人既"与天地相参，与日月相应"，也就理所当然要"顺天而行"，"顺时而动"。因而要做到春夏养阳、秋冬养阴，要遵循春生、夏荣、秋收、冬藏的规律。

按照《黄帝内经》的阐述，具体而言，春天应晚睡早起，阔步

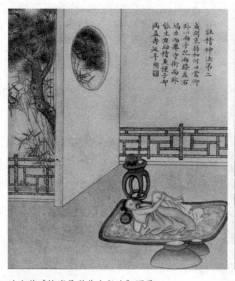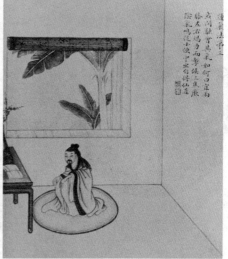

清人著《按摩导引养生秘法》图录

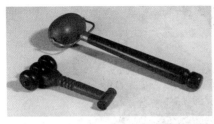
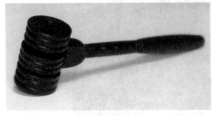

清太医院按摩器

于庭院，披散头发，宽缓形体，使志意充满生发之气；夏天亦应晚睡早起，不要厌恶日长，不要轻易发怒；秋天要早睡早起，志意安宁，收敛神气；冬天要早睡，早晨待太阳升起后再起身，避寒就温，不要开泄皮肤出汗。

事实上，自然界的气候变化会影响人体，人体需要与外界环境保持平衡，这是人们普遍都具有的常识。中医四季养生之说的特殊性在于，它超脱了常识的层面，是一种更多基于主观设想的理论"建构"，这也是中医里绝大多数理论的共性。当古人进一步将五行概念引入后，四季养生又与人体具体的脏腑联系起来，产生了诸如"春养肝、夏养心、长夏（指立秋到秋分的时段）养脾、秋养肺、冬养肾"一类的说法。此时，这种"建构"的性质就更加明显了。

药食两相宜

有个寓言故事讲，一天老师对弟子说："去采一种不是药的草回来，即可毕业。"弟子领命而去，以为不难。谁知数日后却空手而归，泣对师言："看来弟子是不能毕业了。"师曰："何也？"答曰："遍观草木，虽有不识，但无一非药，故难复师命。"师笑曰："你学业已成，可以离开了。"

正因食物与中药来源主要都是自然界的动植物，没有明确界限，所以既然"天下无一物非药"，"食疗"也就顺理成章了。相传扁鹊

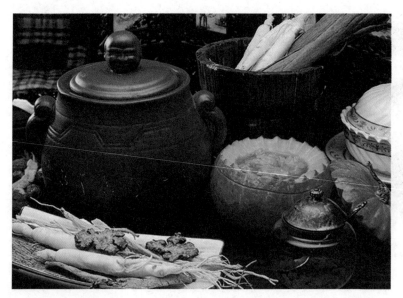

人参是药膳中的常用药材。

就曾言："为医者，当洞察病源，知其所犯，以食治之，食疗不愈，然后命药。"中医药物学的经典《神农本草经》所载365种药物中，有不少食物，如枣、藕、山药、芡实、蜂蜜、薏米等，都被列为具有延年益寿之效的"上品"药；唐代孙思邈的《备急千金要方》，专辟《食治》篇；明代李时珍的巨著《本草纲目》，亦收载有200余种保健医疗性质的食物，养生食疗方剂也有数百种之多。

《黄帝内经》中说："五谷为养，五果为助，五畜为益，五菜为充，气味合而服之，以补精益气。"其中所包含的养生之道，一是要饮食多样，"谷肉果菜，食养尽之"；二是要注意食物的气味调和。在中医看来，每一种自然品物都有寒、热、温、凉"四气"，食物也

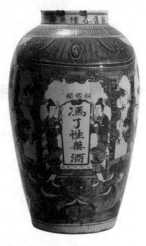

清代重庆"桐君阁"药店药酒坛。药酒制作通常是将药材浸入酒中，待药材释出所含成分，从而通过饮酒达到治病强身的效果。

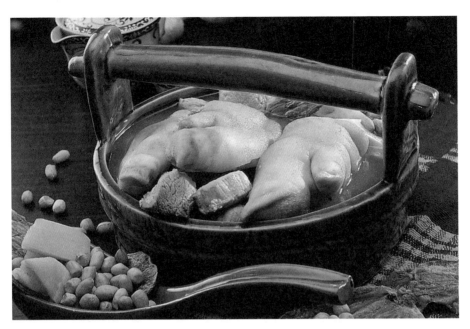

中国民间流传有"药补不如食补"的说法。

不例外。寒和凉的食物有清热泻火之效，如菊花、绿豆等；热和温的食物能助阳除寒，如姜蒜、狗肉、羊肉等；也有性质平和的食物，如谷类、豆类等。除此之外，食物还有"五味"之分，味道不同，作用也不同。酸味如乌梅、山楂，有止汗止泻、收缩小便等作用；苦味如桔皮、苦瓜，可清热泻火、燥湿解毒；红糖、桂圆肉、蜂蜜一类的甘味有补益、和缓之效；海带、紫菜一类的咸味可软坚、散结；辣椒、胡椒等辛味则有发散、行气、活血的作用。

中医认为，食物也与药物一样，要讲究"四气"、"五味"调和，才有利于健康。否则，就会引起疾病的发生。同时，"饮食有节"（包括适量、定时）也十分重要。

"食疗"的一种是以食当药，另一种则是药食相合，即药膳。药膳多是取药之性，借食之味，对所取药材的品种和剂量大都有相对

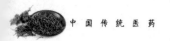

严格的限制，其滋补、保健的效果往往更令人信服。如今在中国的很多城市里，都有不少经营"药膳"的饭店，只不过今天的传统药膳更多具有的却是商业炒作的味道和文化体验的意义。与此同时，人们实际生活中的"食疗"与"饮食健康"观念，也越来越多地接受着现代科学的影响，如橄榄油能降低血脂、蔬菜富含维生素与纤维素、葡萄酒能软化血管、海产品有益智力发育等等。

运动与健康

"生命在于运动"，这是现代人常说的一句话。中国古人很早就懂得这个道理，历代医家的有关论述也不鲜见。相传华佗曾说过，"人体欲得劳动，动摇则谷气得消，血脉流通，病不得生。"孙思邈也说："养性之道，常欲小劳"，"人若劳于形，百病不能成"。

关于中医和运动养生，还可以上溯到更早的时代。马王堆西汉墓出土的医书中，包括一幅帛画《导引图》。图上绘有各种姿势的人形，旁注"引聋"（以导引防治耳聋）、"引膝痛"、"以杖通阴阳"等，实际上就是通过各种姿势的躯体运动达到祛病健身之目的，故有人称其为"医疗体育"。

值得特别注意的是，在与马王堆医书属于同一时代的湖北江陵张家山汉墓出土的《引书》中，可以见到诸如"下颌关节复位"等操作手法。这说明在当时人们的思想中，"导引"的准确定义应该是：通过运动的方式（包括主动与被动）治疗疾病。至三国时，华佗创制"五禽戏"，"导引术"才变为了纯粹的养生学意义上的概念。

所谓"五禽戏"，即模仿虎、鹿、熊、猿、鸟的动作来运动躯体，其中又蕴含着五行学说的身影。相传华佗的弟子吴普按照"五禽戏"

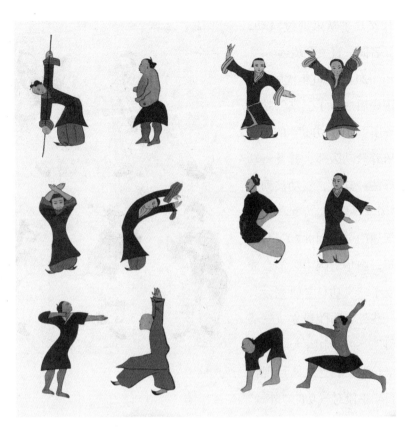

马王堆汉墓出土帛画《导引图》

天天锻炼，活到 90 多岁，还耳聪目明、牙齿完好。

　　被当代中医学承认并纳入自身知识体系，且广泛应用的传统养生方法还包括气功。从文献中我们大致可以知道，气功与佛、道两家有着密切的关系，是行气导引与坐禅修炼相融合的产物。但历来

"五禽戏"与五行、五脏的关系

五　行	木	火	土	金	水
五　禽	鹿	猿	熊	鹤	虎
五　脏	肝	心	脾	肺	肾

医家几乎从未谈过气功，二者间一直关系疏远。

20世纪50年代后，中国先后成立了三家气功疗养所，通过"办班"的形式培养气功医师，普及气功疗法。其后，气功被列入"医学科学十二年远景研究规划（1956—1967）"。1986年，中华全国中医学会成立了"气功科学研究会"，一些综合医院设立"气功科"，一些中医大学设置"气功系"，还有人用现代科学手段对气功的"外气"现象进行研究。在民众中最为普及的，便是"外练筋脉骨"（形体运动）与"内练一口气"（调息行气）相结合的太极拳。

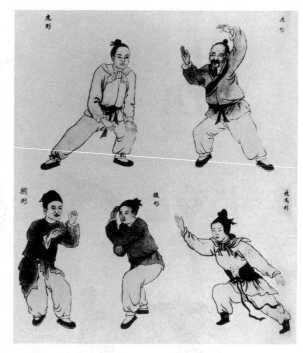

五禽戏图示

情志与疾病

前文已述，古代中医的病因理论认为"千般难，不越三条"，其中一条便是七情不调。所谓七情，指喜、怒、忧、思、悲、恐、惊七种情志。人有七情，本是正常现象，何以会引起疾病？这是因为七情太过，或情绪波动太大，过于激烈，如狂喜、骤惊，或持续时间太长，如久悲、常忧。

按照中医的说法，七情太过，一会损伤脏腑。至于所伤何脏，或据五行言"怒伤肝、喜伤心、思伤脾、忧伤肺、恐伤肾"，或言"悲哀愁忧则心动，心动则五脏六腑皆摇"。二会扰乱气机。"气"是中国文化中一种独特的概念，无论是中国的哲学思想体系，还是传统医学、养生之说中，都强调"气"的存在。"气"被认为是天地的精华，它生于无征，长于无形，成于无体，得到者可以延长寿命，失去者便会死亡。《黄帝内经》言"百病生于气也。怒则气上，喜则气缓，悲则气消，恐则气下，惊则气乱，思则气结"，说的便是因七情导致气的运行失常。三会阴阳失调。中医认为阴阳协调是维持人体生命正常活动的基本，情志过激，则会"暴喜伤阳，暴怒伤阴"，破坏阴阳的平衡。四会精血亏损，日常生活中一些人因暴怒而发生呕血的现象，即是一例。

当然，后人所归纳出的上述四点绝不是相互独立和隔绝的，在中医里，所谓的阴阳、脏腑、气血等概念，本来就是被千丝万缕地

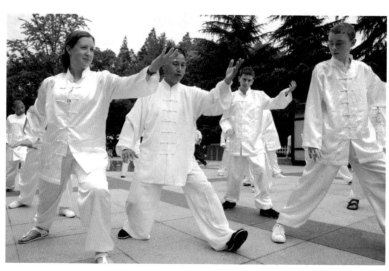

太极拳动作舒展轻柔，如行云流水，绵绵不断。

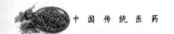

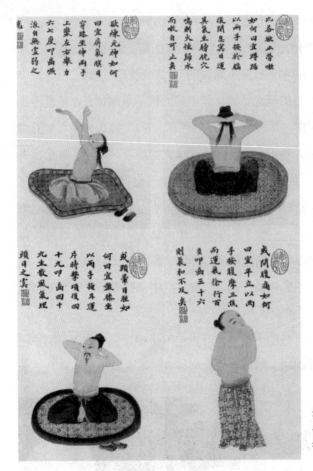

清彩绘《导引图》，全
套共24图，包括肢体
运动、按摩、气功等。

联系在一起的。对于养生而言，情志之说的意义在于，倡导人们尽
量保持情志的调畅，正如陶弘景在《养生延寿录》中所言，"养性之
道，莫大忧愁大哀思，此所谓能中和，能中和者必久寿也。"

现代中医的传承与发展

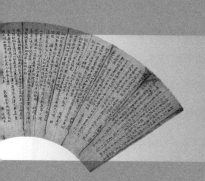

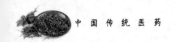

中医药被誉为"唯一存活的古代中国传统科技知识体系",至今仍服务于民众的卫生保健事业,因而一直受到中国政府、学者、民众的普遍关注。作为具有悠久历史与实用价值的珍贵文化遗产,其理论体系、思维方式、治疗技艺均包含有许多值得深入研究的内容。

近半个多世纪以来,中国政府一直推行"团结中西医"及"中西医并重"的方针。在国家政策保护与扶持下,中医的生存得到可靠保障,各方面的研究也取得一些成绩。

建立规范的中医学术体系

在继承和全面梳理历代中医理论及各家学说的基础上,建立了规范的中医学术体系,明确提出中医的精髓是"辨证论治",这是中医沿着自身轨迹的一次重大的发展变革。

19世纪中期近代西方科学技术大量传入中国后,出现了众多质疑中医甚至全盘否定中医的言论。面对关系存亡的严峻形势,中医界奋起应战。通过双方反复深入的论争,中医界更为清醒地认识到,中、西医学是在不同的文化(特别是哲学)基础上形成的两种不同的医学体系。由于两者对人体生命、健康、疾病等问题的认识层面和处理方法不同,因此两者各有优劣,可以沟通互补,却难以合并归一。

关于中医存废的论争,也引起了中医界内部的自我审视和反思,激发了中医界人士系统整理中医药典籍文献,并对中医药基本理论及各家学说深入研究、讨论。这为进一步完善和规范中医药理论体系打下了基础。

20世纪50年代后，各地中医药高等院校相继建立，加速了中医药教材统一编写和学科体系的规范建设。1957年，南京中医学院主编的《中医学概论》出版，这是全国中医药高等院校第一部通用教材。该书初步构建了中医学理论和临床的基本框架，体现了中国传统医学整体观念和"辨证论治"的特点。20世纪60年代初，卫生部开始组织系统编纂全国中医院校统编教材。教材的编写过程，就是一个不断构建、修订、发展、完善中医学科体系的过程。直到20世纪末，经过不断的修正、补充、调整和完善，先后编纂出版了六版统编教材。现仅中医学专业就有30余门课程，形成了一个比较完整规范的中医药学科体系。

中医药标准化建设也是20世纪中医药学术发展的一个重要特征和成就。多版《中华人民共和国药典》的制定与出版，有效地规范了中药质量及用药标准。20世纪80年代，世界卫生组织和中国针灸学界组织专家先后制定了《标准针灸穴名》、《经穴部位》和《耳穴名称与部位》等标准；后又有《中医临床诊疗术语》、《中医病证分类与代码》、《中医病证诊断疗效标准》等国家标准和行业标准相继发布。这些标准、原则的编制，是中医药走向现代化的必由之路。

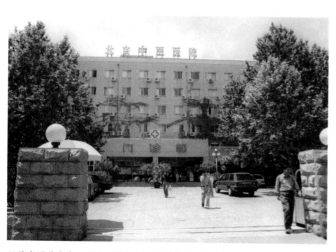

目前中国共有中医院约2700家，除专门的中医院外，综合医院大多也设有中医药科室。图为北京中医医院。

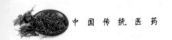

中医临床的创新发展

20世纪50年代以来，中医界人士在临床实践中探索总结，促进了中医临床的创新发展。尤其对一些西医治疗较为棘手的疾病，如病毒感染性疾病、功能性疾病、心脑血管疾病及某些难治的骨伤疾病、皮肤病、血液病、肿瘤等的病因病机探索和辨证治疗，取得了一些学术成果，产生了一些新的有效方药，显示了中医药的疗效优势。

西医学在过去的100多年的时间中，不断吸收和利用现代科技成果，揭示了许多疾病的病因和病理，诊断明确，疗效显著。但至今仍有许多急慢性疾病的病因还不能明确，有些病因明确的疾病，西医仍找不到特效的治疗药物和方法。西医主要依靠的化疗、放疗及不断扩大治疗领域的外科手术等，也带来了诸如治疗的毒副反应、赖药菌株的泛滥、病原体的变异、人体组织功能的创伤和丧失等等负面影响。与此同时，伴随人类生活环境及生活方式的改变，人群的疾病谱也随之发生了很大变化。心脑血管疾病、癌症及许多老年性疾病等已成为严重危害人们健康和生命的主要疾病。西医的局限和副作用，以及各种现代病的增多，都为依靠辨证论治、运用天然药物和非药物疗法的中医药学留下了发挥作用的广阔空间。

以中风为例，20世纪80年代以后，中医对于中风的认识进一步明确，对于中风的治法和方药研究也不断完善，并有所创新，疗效大幅提高。有中医大夫探索出以化痰通腑治疗中风的新方法，治疗急性缺血性脑卒中158例，半个月内的总有效率达83.3%，显效率达51.3%。另外，运用针灸治疗中风的临床研究亦取得了重大的进展。天津中医学院第一附属医院在大量的临床实践中摸索出"醒脑

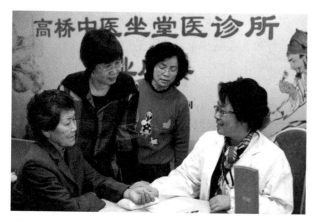

近年来，很多地方恢复了中医大夫在药店"坐堂"行医的传统，以方面居民就医。

开窍"针刺法，治疗脑出血、脑梗死及假球麻痹的有效率均达98％以上。

2003年，中医药积极参与防治SARS工作，利用一些中药抑制SARS早期病毒，配合西药在很大程度上提高了疗效，取得了举世瞩目的成绩。在艾滋病的防治上，用中医的辨证论治理论配合各种中药来治疗艾滋病取得了很好的临床成果，并且成功运用于对非洲卫生援助项目中。在防治疟疾上，青蒿素的研发和推广拯救了世界上无数的生命，这也是在世界范围内推广、运用最为成功的一项中医药成果。

中西医结合与中医现代化

1949年中华人民共和国成立后，中国政府一直坚持"中西医结合"的政策和倡导实现中医药现代化。中西医结合是中国特有的医学模式，已经发展为中国主要的医疗保健支柱之一。

所谓"中西医结合"，主要是指临床诊疗中的中西医"病证结合"。"病"是指西医的病，"证"是指中医的证。中西医"病证结合"从内涵上讲，可以分为两类：一类是按照西医各科疾病的诊断标准来确定病名，运用中医的理法、方药进行辨证治疗。这种结合对中医来说，可以深化对疾病本质的认识，弥补自身微观辨证的不足，有

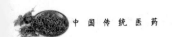

利于提高中医临床疗效。另一类是辨西医的病，合理运用中西医两法治疗，以相互取长补短，提高疗效，或减少单纯西医治疗的毒副反应。这方面的实例很多，如天津市中西医结合急腹症研究所运用中西医结合研究治疗重症急腹病症，取得了可观的进展，急性重症胆管炎的病死率从20％下降到5％；重型急性胰腺炎病死率下降到20％以下。再如以西药解痉制酸抗菌的同时，配以中医药辨证论治治疗消化系统溃疡；辨证运用温阳利水或宣肺平喘的中药，结合运用西药抗菌素治疗肺源性心脏病并发感染等等，往往都能提高疗效，缩短病程和疗程。而对于许多难治的重大疾病（如癌症、严重的心脑血管疾病等），在某一治疗阶段运用中医药辨证论治，也往往能减轻西医治疗的毒副作用，或减少复发以提高远期疗效。

目前中国已有中西医结合医院200余所，有数十所高等院校创办了中西医结合医学专业。有明显自主创新性的中西医结合研究也硕果累累，如青蒿素及其衍生物治疗疟疾、亚砷酸治疗急性早幼粒细胞白血病、活血化淤药防治冠心病介入后再狭窄等。实践证明，中西医结合防治疾病的效果优于单纯西医药或单纯中医药，中西医结合代表了整体医学和未来医学发展的方向。

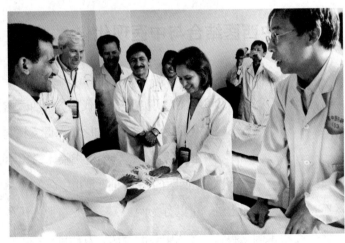

中国传统医药正越来越多地为不同文化背景的人群认识和接受，很多外国医生特地来到中国学习中医技术。

走向世界的中国传统医药

近年来，中国传统医学在治疗人类疾病方面逐渐显示出不可替代的优势。针灸等中医疗法逐渐在世界上其他国家找到了自己的位置，成为这些国家医疗保健的组成部分。

中医的"自然疗法"、"绿色疗法"等特色，以及中医提倡的"预防胜于治疗"，"治未病"等观念，得到很多外国人认同。他们在尝试中医治疗后发现，中医药在治疗某些疾病方面比西医药更有效，而且副作用相对小，这让越来越多的外国人开始接受中医。以英国为例，中医从20世纪80年代中后期开始在英国发展，如今3000多家中医诊所和中药店遍布英国大小城镇，仅伦敦地区就达400多家。不少西医治疗效果不明显的病人慕名转求中医。中医已从英国近200种注册的补充医学中脱颖而出，成为西医之外最受英国人欢迎的辅助医疗手段之一。

在中国传统医药走向世界的过程中，针灸尤其受到广泛欢迎，在很多国家掀起了"针灸热"。20世纪80年代，世界卫生组织对针灸治疗43种疾病进行推广，更进一步促进了针灸在世界各国的发展。据统计，美国目前大概有针灸师2万多人，全美有40多所针灸学校。又如据德国一项民意调查，70.4%的德国病人愿意接受针灸治疗，其中31%的患者已经接受过中医的治疗，而且大部分人对疗效十分满意。

据不完全统计，目前中国已与70多个国家和地区的政府卫生部门签署了合作协议，中医药已传播到140多个国家和地区。国外现已有中医、针灸机构5万余所，中医师2万余人，针灸师10万余人。

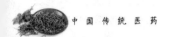
与此同时，中国传统医药也吸引了众多境外人士"入门拜师"。每年有数千名海外留学生远赴中国攻读中医专业。此外，全球很多国家和地区在当地提供的专业中医教学课程，也越来越受到境外人士欢迎。

尽管中国传统医药在现当代取得了不容忽视的发展和进步，但有关中医存废之争至今不绝。正因如此，来自不同渠道的基金、课题也一直在支持着中医问题的研究，希望能够实现中医知识体系的科学化、现代化。

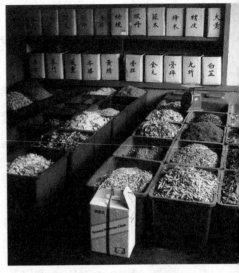

随着全球对天然植物药日益重视，国际社会对中药的认同度有了进一步提高。图为一家海外中药店。

中医绝非没有发展与进步的空间。多少年来，中医"后继乏人、乏术"之论不绝于耳。持此论者的问题在于没有看到当今时代对于中医"后继之人、之术"的期望，已与历史上大不相同。在现代医疗已能满足民众基本需求的当今社会，在"西医治标、中医治本"、"中医擅长治疗慢性病"等观念的普遍影响下，人们对于中医的期待与评价标准，实际上往往是置于西医尚缺乏有效治疗方法的疑难病症及老年病上。即是说，人们希望西医难以治愈的病都能通过中医得到解决。这无疑是大大超过了"中医"和中医大夫个人所能承载的程度。

我们完全可以且应该持平和心态、理性视角，站在希望中医能够与时俱进、为世人所理解、去伪存真进而不断发扬光大的立场上，来讨论中医在当今和未来社会的发展问题。这，才可谓"中医药的科学研究"；中医，也只有如此研究，才有希望。

附：当代中国中医药发展大事记

1950年，北京中医学会成立。

1951年，卫生部发布《中医师暂行条例》和《中医师暂行条例实施细则》。

1955年，卫生部中医研究院成立。

1956年，成都中医学院、上海中医学院、北京中医学院、广州中医学院相继成立。

1958年，上海市第一人民医院最先用针刺麻醉代替药物麻醉，成功地施行了扁桃体摘除术。

1958年，第一本中医教材《中医学概论》出版。

1965年，国家科委中医中药专业组成立，标志着中医药研究和事业发展已进一步纳入国家科学技术研究和规划的正常轨道。

1976年，上海中医学院首期外国医生针灸学习班开办。1977年，北京中医学院首期外国医生针灸学习班开办。

1978年，抗疟新药青蒿素在中医研究院取得成果。

1979年，中华全国中医学会在北京成立。这是中国最大的全国性中医药学术团体。

1979年，世界卫生组织公布了43种疾病为针灸适应症。

1981年，中国中西医结合研究会成立。

1983年，世界卫生组织为研究、发展、交流世界各国的传统医学，在传统医学基础较好的国家和地区设立了20多个"世界卫生组织传统医学合作中心"，其中在中国设立7个合作中心。

1986年，国家中医管理局成立。

1987年，世界针灸学会联合会在北京成立。

1988年，国家中医药管理局成立。

1989年，世界银行贷款项目"中医教育研究"开始实施。此项目的实施有利于加强中医教育研究，推动中医教育改革。

1993年，国家中医药管理局重点实验室——P3级生物安全实验室开始兴建。这是中国中医界第一个对外开放的P3实验室。该实验室主要对中医药抗艾滋病作用的理法、方药作深入的研究，以期找到抗艾滋病病毒的有效方药。

1994年，《中医病证诊断疗效标准》颁布实施，这是中国第一个中医药行业标准。

1997年，《中共中央、国务院关于卫生改革与发展的决定》发布，《决定》将"中西医并重"列为新时期卫生工作方针之一。

1998年，《中医临床诊疗术语》被批准为国家标准。

2003年，中医药积极参与防治SARS工作，成效显著，为取得抗击SARS阶段性胜利作出了积极贡献。

2003年，《中华人民共和国中医药条例》正式施行。

2004年，中医药防治艾滋病工作取得重要进展，"喘可治注射液"被批准进入艾滋病临床试验，中国首次大规模中医药免费治疗艾滋病项目启动。

2004年，两项中西医结合治疗SARS的重大科研项目通过鉴定。

2005年，国家重点基础研究发展计划（"973计划"）首次设立中医理论基础研究专项。

2005年，中国与奥地利等6个国家和地区新签了中医药合作协议，是中国对外签订中医药国际合作协议最多的一年。

2005年，中医药治疗艾滋病试点项目由5个省扩大到11个省，中医药治疗艾滋病在改善部分症状、体征方面取得初步成效。

2005年，国家中医药管理局启动中医药防控人感染高致病性禽流感专项研究。

2006年，第一批国家级非物质文化遗产保护名录公布，中医生命与疾病认知方法、中医诊法、中药炮制技术、中医传统制剂方法、针灸、中医正骨疗法、同仁堂中医药文化、胡庆余堂中药文化、藏医药等9个传统医药项目列入其中。

2006年，中医药传承与创新发展被列为《国家中长期科学和技术发展规划纲要》优先主题?。

2006年，世界卫生组织就针灸中使用的361个人体穴位的取穴定位制定了国际统一标准，其中360个穴位的定位标准采纳了中国专家的方案。

2007年，由中国制定完成的《中医基本名词术语中英对照国际标准》在世界中医药学会联合会会员国推广使用。

2007年，国家中医药管理局、国家民委、卫生部等11部委局联合发布《关于切实加强民族医药事业发展的指导意见》，民族医药事业发展有了政策保障。

2008年，世界卫生组织首届传统医学大会在北京举办。

2008年，中医"治未病"健康工程启动，中医预防保健理论与方法受到社会广泛关注。